全国高等医学职业教育规划教材

护理管理学

HULI GUANLIXUE

（第2版）

主　　编	朱春梅　王素珍
副 主 编	夏　莉　冯国琴　赵月霞
	程雅玲　陈建群
编　　委	（以姓氏笔画为序）
	王　芳　王玉艳　王素珍
	田兔红　冯国琴　朱春梅
	陈苏娟　陈秋蓉　陈建群
	陈晓燕　邵红英　周丽娟
	赵月霞　赵如萍　钟文娟
	夏　莉　徐　萍　程雅玲

第二军医大学出版社

Second Military Medical University Press

内 容 简 介

本书分管理基础、管理职能和管理质量三部分。管理基础方面主要阐述了管理基础知识、管理理论与原理;管理职能方面讲述了关于计划、组织、人力资源、领导、控制的内容;最后在管理质量方面涉及了护理质量管理、护理信息管理。全书在写法上深入浅出,通俗易懂,条理清楚,实用性强。此次再版按照国家卫生计生委的最新方针政策对第三篇的第八章进行了文字修改和图表更换,并对中国护理事业发展纲要进行了更新。最后,附上2013年护士执业资格考试大纲,方便师生参考和使用。

本书可作为护理专业高职、成人教育和自学考试的教材,同时可供各级护理人员和护理管理者参考。

图书在版编目(CIP)数据

护理管理学/朱春梅,王素珍主编.—2版.—上海:
第二军医大学出版社,2015.8
全国高等医学职业教育规划教材/金建明,于有江主编
ISBN 978-7-5481-1087-3

Ⅰ.①护…　Ⅱ.①朱…②王…　Ⅲ.①护理学-
管理学-高等职业教育-教材　Ⅳ.①R47

中国版本图书馆 CIP 数据核字(2015)第 081982 号

出 版 人　陆小新
责任编辑　许　丹　高　标

护理管理学
(第2版)
主　编　朱春梅　王素珍
第二军医大学出版社出版发行
http://www.smmup.cn
上海市翔殷路 800 号　邮政编码:200433
发行科电话/传真:021-65493093
全国各地新华书店经销
江苏天源印刷厂印刷
开本:787×1 092　1/16　印张:11.75　字数:300 千字
2010 年 9 月第 1 版　2015 年 8 月第 2 版第 1 次印刷
ISBN 978-7-5481-1087-3/R·1825
定价:27.00 元

高等职业教育护理专业实用教材
丛书编委会

主 编	金建明	于有江	
副 主 编	陈国富	罗惠媛	刘兴勇
	周庆华	周 涛	李卫星
委 员	(以姓氏笔画为序)		
	丁美红	于海英	马文樵
	方 敏	王扣英	王爱和
	卢 鹏	左 英	刘玉仁
	朱春梅	米 健	张万秋
	李松琴	李相中	邱 萌
	陈 路	陈宜刚	陈艳东
	陈靖靖	姚 阳	姜 俊
	徐 静	殷俊才	顾友祥
	高莉萍	盛树东	彭 蓓
	慕博华	熊 彦	潘放鸣
	潘爱萍		
学术秘书	陈国富		

全国高等医学职业教育规划教材总书目

序　号	书　名	版　次	主　编
1	护理学导论	第2版	周庆华 等
2	常用护理技术	第2版	朱春梅 等
3	正常人体结构	第2版	米　健 等
4	儿童护理	第2版	徐　静 等
5	护理管理学	第2版	朱春梅 等
6	健康评估	第2版	姚　阳 等
7	正常人体机能·生物化学	第2版	顾友祥 等
8	正常人体机能·生理学	第2版	马文樵 等
9	药理学	第2版	盛树东 等
10	医学免疫学及病原生物学	第2版	姜　俊 等
11	护士礼仪	第2版	邱　萌 等
12	心理与精神护理	第2版	陈宜刚 等
13	异常人体结构与机能	第2版	慕博华 等
14	护理心理学	第2版	邱　萌 等
15	母婴护理	第2版	潘放鸣 等
16	急救护理	第2版	殷俊才 等
17	护理伦理与法规	第2版	高莉萍 等
18	成人护理·传染病护理	第2版	张万秋 等
19	成人护理·内科护理	第1版	罗惠媛 等
20	成人护理·外科护理	第1版	刘兴勇 等
21	成人护理·妇科护理	第1版	潘爱萍 等
22	眼耳鼻咽喉科护理	第1版	陈国富 等
23	老年护理	第1版	彭　蓓 等

再 版 序

为适应高职高专护理专业教育发展和改革的需要,此次再版是在第一版使用的基础上,在维持原教材结构的情况下,进行临床调研后共同研究修订的。此次修订注重理论联系实际,力求反映护理管理学科新动态和改革发展的前沿进展。在结构上以管理的职能为线索,结合我国护理工作特点,立足于护理管理的实际工作,注重反映护理领域管理活动的特殊规律。

全书分三篇,涵盖:管理基础知识、管理基本原理与原则、计划职能、组织职能、人力资源管理、领导职能、护理控制职能、护理质量管理和护理信息管理等九章内容。紧密围绕管理职能系统阐述了管理职能的理论、方法和具体应用,更加体现出护理管理学的系统性、科学性、启发性、实用性和时代性,以符合高职高专教育培养应用型人才的要求。此外,紧扣最新护士执业资格考试大纲,增加了最新的护理质量评价标准的教学内容,与临床紧密结合。

本书可作为护理专业高职高专、成人教育和自学考试的教材,也可供各级各类护士及护理管理人员学习使用。通过学习,学习者能够掌握护理管理学的基本理论和方法,分析和解决护理领域中的实际问题,为我国的护理改革与发展服务。

因理论水平和实践经验所限,书中难免有不妥之处,恳请广大师生和读者不吝指教,以便再版时改正。

编 者
2015 年 5 月

前　言

　　《护理管理学》是一门研究管理活动基本规律与方法的科学,是管理学的基本理论和方法在护理管理中的具体运用。随着护理学科的发展,学习和运用现代管理理论和方法,提高护理管理水平,实现护理组织目标,已成为护理管理者的迫切要求。本书的设计立足于临床护理管理的实际需要,注重以人为本,突出能力培养,适合高职高专护理学生使用。

　　本书内容包括管理基础、管理职能和管理质量。在编写过程中,针对教学对象,突出高职高专教育的特点,以强化素质教育、技术能力培养为指导思想,力求做到层次清楚,注重基础,重点突出,围绕管理职能系统地阐述了管理职能的理论、方法和具体运用,更加体现出护理管理学的系统性、科学性、启发性、实用性和时代性,以符合高职高专教育培养应用型人才的要求。为了便于学生理解和应用,本书注意理论与实践紧密联系,结合护理管理案例加以说明,尽可能深入浅出,通俗易懂,条理清楚。学生通过学习,能够了解管理学的基本知识,掌握现代管理的基本方法和技巧,结合管理职能来指导护理管理工作,提高分析问题和解决问题的能力。

　　编者在编写过程中参阅了许多参考书和资料,对原作者表示诚挚的谢意。

　　因理论水平和实践经验所限,书中难免有不妥之处,恳请广大师生和读者不吝指出,以便改正。

编　者

2010 年 6 月

目 录

第一篇 管理基础

第二篇 管理职能

第三篇　护理质量管理

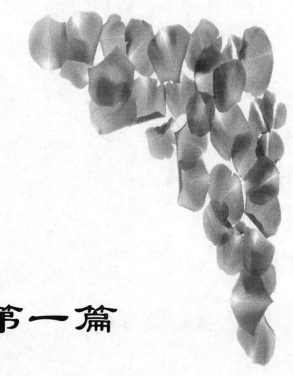

第一篇

管理基础

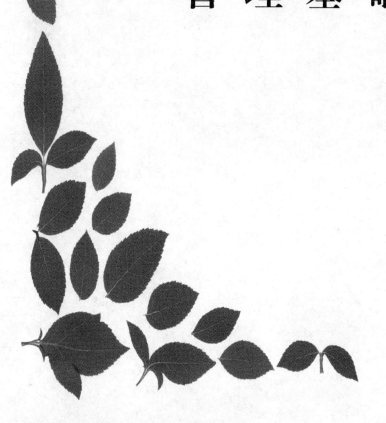

第一章

管理基础知识

学习目标

> **掌握** 管理、护理管理的概念和管理的对象。
> **熟悉** 管理的基本特征和护理管理的特点。
> **了解** 管理学的形成与发展。

管理是人类共同劳动的产物,并随着人类社会的发展而发展。在当今社会经济和科学技术发展的时代,人们把管理、科学、技术誉为现代文明的三鼎足。管理学作为一门系统研究管理过程的科学,其历史上的作用已得到社会的公认和人们的重视。护理管理学是管理学的分支学科,是管理学在护理管理事业中的具体应用,学习管理的涵义、内容、方式,并结合护理管理的特点加以研究,实施有效管理。护理管理者必须掌握护理管理的科学规律,了解管理理论和方法,提高自己的管理能力和水平,做好护理管理工作。

第一节 管理学概述

一、基本概念

(一)管理

关于管理的概念,从不同角度出发,可以有不同的定义。单就字面上理解,"管理"是管辖和处理;从广义方面认为管理是人类的一种有意义的、有目的的行动,即为人类的一种文化活动;从功效角度而言,管理是通过一系列有效活动,提高系统功效的过程;从职能上说,管理就是计划、组织、人员配备、指导与领导以及控制;从资源利用来说,管理是有效分配和利用组织中的人力、物力、财力、时间、信息资源,以达到组织目标的过程;从决策立场上,管理就是决策。

目前,国内外管理界对于管理的涵义公认的观点认为:管理是一个过程,即管理者带领被管理者与自己共同去实现组织既定目标的活动过程。

(二)管理者

组织的成员可以分为两种类型:操作者和管理者。

（1）操作者　是直接从事某项工作或任务的组织成员，不具有监督其他成员工作的职责。

（2）管理者　是指挥下属活动的组织成员。位于操作者之上的组织层次中。作为一个管理者，一定要有下级。管理者也可能担任某些作业职责。

组织的管理者可以划分为基层管理者、中层管理者和高层管理者。

（三）管理学

管理学是一门系统研究管理过程的普遍规律、基本原理和一般方法的科学，是自然科学与社会科学相互交叉产生的一门边缘学科。管理活动的基本规律，包括一般原理、理论、方法和技术，构成了一般管理学。

二、管理的对象

管理的对象包括"人力、财力、物力、时间、信息及空间"六大要素。

（一）人力

人力是最重要的管理对象，主要是指从事社会活动的劳动者，包括生产人员、管理人员和技术人员。对人的管理是所有管理中的核心。从长远的发展来说，还应包括预备劳动力的培养教育。高效能的管理要使人尽其才、用人所长。

（二）财力

财力是指一个国家或一个组织在一定时期内所掌握和支配的物质资料的价值表现。对财力进行管理，就是要根据经济规律进行正确有效的管理，合理使用资金，以保证管理计划的完成。

（三）物力

物力的管理主要是指对设备、材料、仪器、能源以及物资的管理。保证供应、合理配置、开源节流、物尽其用，防止积压和浪费，以提高其利用率。

（四）时间

时间是物质存在的一种客观形式，是一种珍贵的资源，其价值分别被誉为生命、效率、金钱、财富等。现代管理非常重视对时间的管理，在尽可能少的时间里取得最大的效益。

（五）信息

信息是指具有价值的新消息、新知识，是现代管理中不可缺少的要素，是管理工作的基本工具。在整个管理过程中，从预测、决策、拟订计划到组织实施、控制，都贯穿信息。信息管理是提高管理效能的重要部分。管理者应保持对信息的敏感性和具有对信息迅速做出反应的能力，并通过信息管理提高管理的有效性。

（六）空间

随着科学技术不断进步和发展，人类将走出地球飞上太空，和平利用太空资源已越来越引起各国的关注。

三、管理的基本职能

管理职能就是对管理活动内容的理论概括,是指管理或管理人员所应发挥的作用或承担的任务。

对于管理的基本职能国内外有不同的看法,起初学者多倾向于把管理过程划分为 5 个职能,即计划、组织、领导(决策)、协调、控制职能。直到 20 世纪 90 年代,最普及的教科书则把管理分为五大基本职能,即计划、组织、人员管理、领导、控制职能。

(一)计划职能

计划职能是全部管理职能中最基本的一个职能,是进行管理的基础。计划职能包括选定组织目标和实现目标的途径。管理者根据计划目标,从事组织工作、领导工作及控制工作等活动,以达到预定的目标。管理者应明确计划是一切组织活动的开始;计划为目标服务;计划是实现目标的依据;计划是进行控制的基础。

(二)组织职能

组织职能包括为实施计划而建立的机构和为实现计划目标所进行的组织过程。为了实现组织目标,必须设计和维持合理的组织结构,必须把计划落实到组织的每个环节和岗位,进行分工与合作,给予适度的授权,建立良好的沟通渠道,营造和谐的组织环境,以实现计划目标。组织职能是进行领导、控制的前提。

(三)人员管理职能

人员管理,即人力资源管理,是对组织需要的各种人员进行恰当而有效的选择、培训以及考评的工作过程。其目的是为了配备合适的人员去担任组织机构规定的各项职务,以保证组织活动的正常进行,进而实现组织既定目标。人员配备与管理其他四项基本职能有密切的联系,直接影响目标能否实现。

(四)领导职能

领导职能是指用组织赋予的权利和自身素质去影响员工,为实现预期目标而共同努力的管理活动过程,是使各项管理职能有效地实施、运转并取得实效的职能。领导职能是重要的管理职能,对整个管理起保证作用。

(五)控制职能

控制职能是管理者为保证计划的任务和目标转化为现实而采取的全部活动,是根据要实现的计划目标和标准对组织活动进行监督、检查,发现偏差,进行纠正,使工作能按原定计划进行,或适当地调整计划以达到预期的目的。控制职能强调建立准确的测评和监控系统,对组织目标的实现程度进行评价与校正。控制职能是进行有效管理的关键。

管理的五大基本职能是一个整体,缺一不可。它们在管理活动中地位不同,各自发挥着不同的功能。计划职能是全部管理职能的基础,组织职能是管理的重要前提,人员管理职能是进行管理的核心,领导职能是进行管理的保证,控制职能是有效管理的关键。

四、管理的基本特征

(一) 二重性

管理具有二重性，一是自然属性，二是社会属性。管理的自然属性是指对人、财、物、时间、信息等资源进行组合、协调和利用的管理过程，包含着许多客观的、不因社会制度和社会文化的不同而变化的规律和特性。管理的这种不因生产关系、社会文化的变化而变化，只与生产力发展水平相关的属性，就是其自然属性。管理的社会属性是指人们在一定的生产关系条件下和一定的社会文化、政治、经济制度中必然要受到生产关系的制约和社会文化、政治、经济制度影响的特性。不同的生产关系、不同的社会文化和经济制度都会使管理思想、管理目的以及管理的方式方法呈现出一定的差别，从而使管理具有特殊性和个性，这就是管理的社会属性。

管理的自然属性为我们学习、借鉴发达国家管理经验提供了理论依据，使我们可以大胆地引进国外成熟的管理经验，以便迅速提高我国的管理水平。而管理的社会属性则告诉我们，不能全盘照搬国外做法，必须结合国情，建立有中国特色的管理模式。

(二) 科学性和艺术性

(1) 科学性　科学是反映自然社会和思维等客观规律的知识体系。管理的理论是由一系列概念、原理、原则和方法构成的知识体系，这些知识是从假设、实验和分析发展而成的。管理活动具有其内在、共同的规律性，具有普遍适用的一般性原则；是一项专门的业务活动。管理活动必须建立在科学的基础之上才能有效进行管理。管理活动的科学性是指管理者在管理活动中遵循管理的原理原则，按照管理客观规律解决管理中的实际问题的行为活动过程。

(2) 艺术性　是管理者熟练地运用管理知识，针对不同的管理情景采用不同的管理方法和技能达到预期管理效果的管理行为。管理活动的动态发展变化决定了管理的随机性和灵活性。管理的艺术性还体现在管理活动中管理者个人在解决管理问题时采用方法的创新性和多样性。有成效的管理艺术是以对管理学理论知识的理解和应用为基础的。

管理实践活动是一门艺术，而指导这种实践活动的知识体系——管理学则是一门科学。所以，管理既是科学又是艺术，是科学性和艺术性的辩证统一。

(三) 普遍性与目的性

管理广泛存在于人类各种活动之中，涉及社会每一个角落，与人们的各项社会活动、组织活动息息相关。管理同其他社会实践活动一样，都是有意识、有目的的活动，管理的一切活动都要为实现组织目标服务。正是因为有了共同的目标，不同的管理职能、管理活动才能成为一个整体，组织才能求得生存和发展。

(四) 管理或管理人员任务的一致性

管理过程就是要设计和维持一种系统，使得在这一系统中共同工作的人们，用尽可能少的支出(包括人力、物力、财力、时间以及信息)，去实现组织预定的目标。虽然管理人员处于不同的层次，执行的任务也不尽相同，但管理和管理人员的基本职能是相同的。不同的是上层主管(如护理部主任)比基层主管(如护士长)更侧重计划职能。但是，所有的成员都需要为组织创造一种环境,使人们在其中可以通过努力去实现目标,这便是他们共同的任务。

五、管理研究内容和方法

(一)管理研究内容

管理的普遍性决定了管理研究内容的广泛性。根据管理的性质和管理学的研究对象与特点,管理研究的内容主要有以下几方面:

(1)生产力　主要研究如何合理规划组织生产力,包括如何合理分配和充分利用组织中的人、财、物、时间、信息,以适应组织目标及社会发展的需求,求得最佳经济效益和社会效益。

(2)生产关系　主要研究如何建立和完善组织机构和管理体制,如何正确处理组织中人与人之间的相互关系,如何有效地实施激励,最大限度地调动各方面的积极性和创造性,实现组织目标。

(3)上层建筑　主要研究如何使组织内部环境与外部环境相适应的问题,即如何使组织中各项规章制度、劳动纪律、文化氛围与社会政治、经济、法律、道德等上层建筑保持一致,从而维持正常的生产关系,促进生产力的发展。

(4)其他　管理学研究的内容还包括:①从历史的角度出发研究管理思想及理论的形成、演变和发展。②从管理者的角度出发研究管理过程,包括:从管理职能着手研究管理过程;从各项管理职能涉及的要素研究管理过程;从执行职能中应遵循的原理、采用的方法及程序和技术出发研究管理过程;从执行职能过程遇到的障碍和阻力,以及如何克服这些障碍和阻力着手研究管理过程。

(二)管理方法

(1)行政方法　是指依靠行政权威,借助行政手段,直接指挥和协调管理对象的方法。具有强制性、直接性、垂直性的特点。

(2)经济方法　是指依靠利益驱动,利用经济手段,通过调节影响被管理者物质需要而促进管理目标实现的方法。经济方法具有利益驱动性、普遍性、持久性的特点。

(3)法律方法　是指借助国家法规和组织制度,严格约束管理对象为实现组织目标而工作的一种方法。法律方法具有高度强制性、规范性的特点。

(4)其他　还有教育方法、数量分析方法和社会心理学方法等。

第二节　护理管理学概述

护理学是在自然科学、社会科学理论指导下的综合性、应用性学科,是医学领域中的一门独立学科。它研究的内容包括护理理论、护理实践、护理教育、护理科学研究和护理管理等。

一、护理管理发展简史

近代护理管理的发展是从19世纪中叶,英国的南丁格尔开创科学的护理开始。无论是在伦敦的看护所还是在克里米亚战争中,南丁格尔不仅用先进的技术加强护理,而且注意加强管理,在疾病恢复中发挥了巨大作用。在机构管理方面,力求使患者舒适;在环境和设备方面,注意清洁卫生、温湿度适宜及通风采光;在人力管理方面,简化工作程序、加强对护士的训练、提高效率,

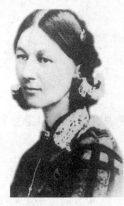

弗洛伦斯·南丁格尔

注意提高护理人员的福利；在行政制度方面，设立护理管理职位和给予授权等。由于她的科学管理，奇迹般地降低了战地医院伤员的感染率，使伤员死亡率从50％降到2.2％。南丁格尔对护理和护理管理发展产生的影响是深远的。

近年来，护理学与现代管理学不断交叉、融合，形成护理管理学，大大推动了护理学科的建设。

二、护理管理学概念

护理管理学是管理科学在护理事业中的具体应用。它既属于专业领域管理学，是卫生事业管理中的分支学科，又是现代护理学科的一个分支。在大量的护理实践中，护理人员需要运用科学管理的方法，组织执行护理职责、完成护理任务。护理管理是护理中重要的、基本的工作内容。

世界卫生组织（WHO）认为护理管理的定义是："护理管理是发挥护士的潜在能力和有关人员及辅助人员的作用，或者运用设备和环境、社会活动等，在提高人类健康这一过程中有系统地发挥这些作用。"护理管理就是有效利用护理组织资源（人力、财力、物力、时间、信息），并充分发挥管理职能（计划、组织、人员管理、领导、控制），提高护理管理的功效，达到护理组织的目标。

三、护理管理任务

护理管理任务是研究护理工作的特点，找出其规律性，对护理工作的人力、物力、财力等资源进行系统而科学的计划、组织、控制和协调，以提高护理工作的效率和效果，提高护理质量。

目前我国护理管理学面临的任务是总结我国护理管理的经验，研究并借鉴国外先进的护理管理模式和方法，创立适应我国的护理管理理论。具体内容包括：完善护理服务内容体系；建立护理服务评估体系；实施护理项目成本核算，实现护理成本核算标准化、系统化、规范化的管理；探寻护理管理工作规律，向人们提供高品质的护理服务。

四、护理管理的特点

护理管理是一门学科，也是一门艺术。护理管理具有学科的综合性与交叉性、技术与管理的双重属性、实践性与广泛性等特点。

（一）学科的综合性与交叉性

护理管理是一门多学科综合交叉的科学，包括管理学、医院管理学、护理学基础、临床医学、预防医学及相关人文科学等。因此，要求从事护理管理的工作人员必须熟练掌握上述有关学科的理论、方法和技术，并综合运用到护理管理中去。

（二）技术与管理的双重属性

护理管理既是一项技术性很强的工作，又是一项管理性工作，因而既具有技术性，又具有管理属性。护理管理活动属于管理学范畴，其管理工作中的计划、组织、人员管理、领导和控制等活动，是护理管理的主要职能。因此，护理管理工作不但要熟悉护理诊断、治疗等技术，又要掌握和运用科学的管理理论、技术和方法。

（三）护理管理的实践性

护理部门是一个隶属于医院的子系统。护理管理是运用系统工程思想和系统分析方法指导护理工作,解决和处理实际问题的活动过程。护理管理重视人的因素和团队作用,注重与人的沟通和交流,并在实践中广泛、及时、准确地收集、传递、储存、反馈、分析和使用护理管理信息。用科学的方法预测未来,并对突发事件进行前瞻性控制,创造性地开展工作。

（四）护理管理的广泛性

护理管理涉及自然科学和社会科学的方方面面,学科多、内容广、范围大,是一项复杂的系统工程。它包括组织管理、人员管理、业务技术管理等。护理管理人员不但要协调医院内各部门之间的关系,还要协调医院与社会各方面的关系。因此,要求护理管理人员要具备丰富的管理学知识和广博的社会学知识。

五、护理管理的作用

（一）预测和计划

预测和计划即在对护理工作现状的调查基础上,提出存在的问题,总结成功的经验,分析发展趋势,制定备选方案,选择最佳方案,实现护理工作目标。

（二）组织和指挥

组织和指挥即对护理工作按照责、权、利相统一原则,建立有效的指挥、执行系统,构建并维持良好的运行机制,将护理工作各要素、各环节组织起来,进入常规运转状态,确保护理工作的正常运行。

（三）监督和控制

监督和控制即制定护理管理规范,包括制度、常规、规程和程序以及突发事件的应急预案等;根据质量标准进行监督、监测和检查,对偏离目标的情况及时协调控制,纠正偏差。

（四）挖潜和创新

挖潜和创新即不断开发护理系统的潜力,进行科学研究,努力开展护理新项目、开发新技术,完善和发展护理管理学科体系。

此外,护理管理还具有放大、增效、枢纽等重要作用,且在医院病房管理方面处于主导地位,直接关系到医院目标的实现和医疗质量的保证。

六、护理管理的意义及研究方法

（一）意义

1）护理管理是医院管理的重要组成部分,其管理水平将影响到医疗质量及医院的管理水平。

2）护理管理与护理技术工作是同等重要的资源,均可以利用和开发。二者相辅相成,护理管理的加强和发展是提高专业技术水平的重要前提。

3）护理管理随着医学的发展，服务技术和分工协作更加精细复杂，需要提高到科学管理和现代管理的水平。

（二）研究方法

1）研究护理管理学的基本方法：坚持实事求是、深入到管理的实践中；运用全面、历史的观点，考察分析管理学的历史、现状及发展趋势，进行总体的、系统的分析研究。

2）通过管理职能研究护理管理：针对管理过程的计划、组织、人员管理、领导和控制五项职能来研究和学习护理管理。

3）吸收和运用有关学科的知识研究护理管理。

4）结合我国国情研究护理管理，不断总结经验，逐步发展形成具有中国特色的护理管理学。

七、护理管理者的基本素质

护理管理者的素质一般可以分为身体素质、思想素质、知识素质、能力素质和心理素质等5个方面。

（一）身体素质

身体素质是个人最基本的素质。没有健全的体魄和良好的身体素质，护理管理者就失去了事业成功的最起码的条件。身体素质包括以下几个方面：体质、体力、体能、体型和精力。

（二）思想素质

思想素质是指个人从事社会政治活动所必需的基本条件和基本品质，它是个人政治思想、政治方向、政治立场、政治观点、政治态度、政治信仰的综合表现。护理管理者的思想政治素质与其在社会生活中的位置、政治生活经历有密切关系，它是随着个人的成长，在长期社会生活实践中逐步形成、发展和成熟起来的。

（三）知识素质

知识素质是个人做好本职工作所必须具备的基础知识与专业知识。基础知识是护理管理者知识结构的基础。护理管理者需要具备的基础知识主要包括两个方面：管理学科的理论知识和相关学科的理论知识。除了对知识的掌握外，更重要的是还需要具有运用这些理论、知识和方法解决护理管理工作中实际问题的能力。

专业知识是护理管理者知识结构的核心，也是区别于其他专业领域人才知识结构的主要标志。护理管理者要具备一定的专业知识主要是指要熟悉本部门、本单位护理专业领域的理论知识和基本方法。

（四）能力素质

护理管理者的能力从广义上来说，是人们认识、改造客观世界和主观世界的本领。从狭义上来说，是指胜任某种工作的主观条件。能力是护理管理者从事管理活动必须具备的并直接和活动效率有关的基本心理特征。它是行使管理权力，承担管理责任的基础。护理管理者的能力素质是一个综合的概念,它是技术能力、决策能力和交往协调能力等各种能力的有机结合。它包括科学决策能力、组织能力、交往协调能力以及识人用人的能力等。就能力的主体而言,不同的护理管理岗位需要的能力素质不一样,高层的护理管理者主要需要科学决策能力,中层护理管理者主要需要较强的交往协调能力,而基层护理管理者则偏重于技术方面和日常部门运作的能力。

（五）心理素质

人的心理素质是指人在感知、想象、思维、观念、情感、意志、兴趣等多方面心理品质上的修养。心理素质是一个广泛的概念,涉及人的性格、兴趣、动机、意志、情感等多方面的内容。心理素质是管理者素质的一个重要组成部分,从某种意义上说,它制约和影响着护理管理者的素质。良好的心理素质即指心理健康或具备健康的心理。护理管理者的心理素质包括:事业心、责任感、创新意识、权变意识、心理承受能力、心理健康状况、气质类型和护理管理者风格等。

第三节　管理思想的形成与发展

管理活动的产生是与人类的自觉共同劳动和公共生活联系在一起的,对共同劳动和公共生活起着计划、指挥、领导和监督的作用,成为管理活动产生的动力。人类的这种管理活动,可以追溯到原始社会的氏族社会时期。随着管理活动的产生,人类形成了有关管理的思想。但是,这些管理思想没有文字记载,只是见之于一些民间传说中。直到19世纪末20世纪初,管理科学才真正形成了独立的科学学科,此后经历了3个发展阶段:古典管理理论阶段、行为科学理论阶段、现代管理理论阶段。

一、古典管理理论阶段

（一）泰罗的科学管理理论

美国人弗雷德里克·泰罗（Frederick Winslow Taylor,1856—1915年）,他在前人的基础上,创造性地提出了一整套"科学管理"理论,将管理工作从一般事务性工作中解脱出来,成为一门独立学科。也因为泰罗开拓性的伟大贡献,他的科学管理理论成为管理学的基础,他被称为"科学管理之父"。

泰罗出生于美国费城中产阶级家庭,作为技术工人,他通过业余学习,获得机械工程学位。1884年出任米德瓦尔钢铁工厂总工程师,在工作中,他进行了"金属切削试验",研究每个金属切削工人工作日的合适工作量。1898年,泰罗在伯利恒钢铁公司担任咨询工作期间,又进行了著名的"铁锹试验",对铲锹的动作标准、铁锹负载、铁锹规格、铲锹工作环境等等进行了研究,大大提高了生产效率。

在泰罗1911年出版的著作《科学管理原理》一书中,他阐述了其管理原则:①制定科学的、系统的作业方法以完成任务（包括工作设计、

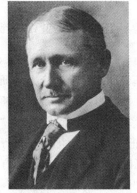

弗雷德里克·泰罗

明确分工、工作定额、劳动制度拟定等）；②使用刺激性差别工资制度增加产量；③精心选择人才，并根据岗位和能力培训人才；④培养工人与管理者的合作以协调集体活动。

（二）法约尔的管理过程理论

亨利·法约尔（Henri Fayol，1841—1925年），法国人，他从更广泛的角度研究可普遍适用于较高层次管理工作的原则，被称为"管理过程之父"。

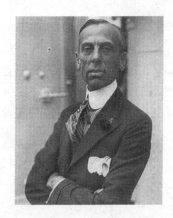

亨利·法约尔

法约尔19岁便取得了矿业工程师资格，25岁被任命为矿井主管，31岁便成为矿井总管，出任公司总经理时，他采用一套科学的管理方法，使濒临破产的公司转危为安。法约尔虽然同泰罗一样是工程师，但由于经历不同，导致他们研究问题的侧重面和观点不同。泰罗是作为普通工人进入工厂的，主要从事工程技术工作，着重研究生产过程中工人的劳动效率；而法约尔则从进入企业开始，就参加了企业管理集团，并在法国多种机构中从事过管理的调查和教学工作，所以他的管理理论着重于一般管理原理的探讨和高层管理效率的分析，他的理论大大明确和充实了管理的观念。

法约尔的"管理过程理论"的主要观点大多包含在他1916年的著作《工业管理和一般管理》一书中，其主要内容可概括为3个方面：

1）任何企业的经营都有6种基本活动，即管理活动、技术活动、商业活动、财务活动、会计活动以及安全活动。

2）管理活动处于6种基本活动的核心地位，它有别于其他活动，由5种管理职能组成，即计划、组织、指导、协调和控制。

3）成功的管理应遵循14条原则，包括：①合理分工；②权利和责任的一致；③严明的纪律；④统一指挥；⑤统一领导；⑥个人利益服从集体利益；⑦个人报酬公平合理；⑧集权与分权相适应；⑨明确的等级制度；⑩良好的工作秩序；⑪公平公正的领导方法；⑫人员任用稳定；⑬鼓励员工的创造精神；⑭增强团体合作和协作精神。

（三）韦伯的行政组织理论

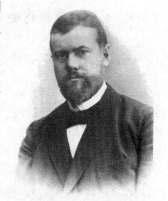

马克斯·韦伯

马克斯·韦伯（Max Weber，1864—1920年），德国社会学家，他在管理理论上的研究主要在组织理论上，在他的代表作《社会组织与经济组织理论》中，他提出了"理想的行政组织体系"，他认为行政组织是"对人群进行控制的最理性的、众所周知的手段"，只有高度结构的、正式的、理性化的理想行政组织体系，才是对员工进行强制性管理的最合理手段，才是达到目标、提高劳动效率最有效的形式，并且在精确性、稳定性、纪律性和可靠性方面优于其他组织形式。

"理想的行政体系"具有以下特点：①明确的职位分工；②自上而下的权利等级系统；③人员

任用通过正式考评和教育实现；④严格遵守制度和纪律；⑤建立理性化的行动准则,工作中人与人之间只有职位关系,不受个人情感和喜好的影响；⑥建立管理人员职业化制度,使之具有固定的薪金和明文规定的晋升制度。

二、行为科学理论阶段

行为科学管理阶段是从 20 世纪 20～30 年代开始的。随着生产力的发展和组织结构的日益复杂,人们认识到只凭物质、技术条件以及金钱作用提高生产力是片面的,于是不少学者开始应用心理学、社会学、人类学等知识来研究组织中人们的行为、动机以及行为过程和行为效果之间的关系,以求通过改善组织中人与人之间的关系,激励人的积极性,提高生产效率。这便产生了行为科学的管理。

(一) 梅奥及人际关系学说

行为科学管理的前期通常是指"人际关系学说"建立的时期,是由美国哈佛大学教授乔治·埃尔顿·梅奥(George Elton Mayo,1880—1949 年)等人为代表,通过著名的"霍桑试验"而创建的。

20 世纪初,美国西部电气公司的霍桑工厂尽管有较完善的设施和福利制度,生产效率仍然低下,为探求原因,1924—1932年,美国哈佛大学教授梅奥率试验小组到该厂进行研究。霍桑试验分为 4 个阶段：照明试验阶段,继电器装配小组试验阶段,大规模访谈阶段,以及接线板工作室试验阶段。经过 8 年的试验,梅奥等得出的结论是：①应提供机会,让工人诉说内心的不满,消除不必要的牢骚；②应看到工人们的生产态度和他们的感情是密切相关的；③应认识到工人的情感与要求往往受过去的经历与现在的岗位左右；④应认识到工人的情感现象是产生于客观因素还是主观因素；⑤应了解工人的不满受主观判断的比重较大。同时,梅奥还认为,疲劳并不会引起工人的不满,而欲望与要求得不到满足才是引起不满的真正原因,应重视非正式小团体的作用,对工人应该友善监督。

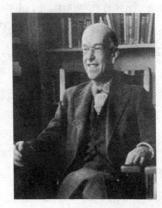

乔治·埃尔顿·梅奥

梅奥在 1933 年出版的《工业文明中的问题》中,将其人际关系学说归纳为：①以前的管理把人视为"经济人",认为金钱是刺激积极性的唯一动力,而霍桑试验证明了人是"社会人",是受社会和心理因素影响的；②以前的管理认为生产效率主要受工作方法和条件的限制,而霍桑试验发现生产效率主要取决于员工的积极性,取决于员工的家庭和社会生活,以及组织内部人与人之间的关系；③以前的管理只注重管理组织机构、职能划分以及规章制度的建立,而霍桑试验发现员工中还存在着各种非正式的小团体,这种无形的组织具有它的感情倾向,左右其他成员的行为活动；④以前的管理只强调管理的强制作用,而霍桑试验发现新型的有效领导,应该去提高员工的满足感,善于倾听和沟通员工的意见。

在梅奥等人的人际关系学说基础上,1953 年"行为科学"这一名词得以正式提出,从而该方面的研究也大量增加,其中对护理管理影响较大的是马斯洛的需要层次论、麦格雷戈的"X－Y理论"、卢因的团体力学理论以及赫茨伯格的双因素理论。

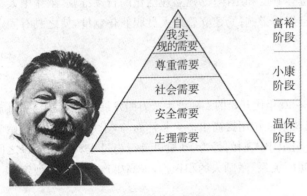

马斯洛需求层次

（二）人类需要层次理论

美国心理和行为学家亚伯拉罕·马斯洛（Abraham Maslow，1908—1970年）在20世纪50年代将人类的需要按重要性和发生的先后次序排成以下5个层次：第一层，生理需要，包括维持生活所必需的各种物质上的需要，如饮食、排泄等；第二层，安全需要；第三层，爱和归属感（社会需要）；第四层，自尊的需要；第五层，自我实现需要。马斯洛认为，人们一般按照这个层次来追求各项需要的满足，以此来解释人们行为的动机。但也有人认为，不同的人在不同的时期，其需要的层次是不一样的。

在马斯洛的人类需要层次论基础上，美国著名心理学家赫茨伯格（Frederick Herzberg）提出了"双因素理论"，将影响工作动机的因素分为激励因素和保健因素两大类，属于工作本身的为激励因素，如工作职责和任务；属于工作环境及工作关系方面的为保健因素，例如福利待遇及人际关系，起着预防作用。赫茨伯格认为只有靠激励因素的作用，才能调动工作积极性，提高效率。至于如何提高这种激励因素的作用，美国著名行为学家弗鲁姆（Vroom V. H.）提出了"期望几率模式理论"，认为人们的行为成果的效绩及成功可能性大小决定了激励因素作用的大小。这便使对人的需要动机的研究在理论上更完整和系统化。

（三）人性管理理论

关于管理中的"人性"问题，代表性理论为美国行为学家道格拉斯·麦格雷戈（Douglass McGregor，1906—1964年）在1960年提出的"X-Y理论"。

麦格雷戈认为管理方式取决于管理者对人性的看法以及管理者对人们对待工作的态度的认识，他将传统管理观点总结为"X理论"，其内容为：①人们往往不愿意工作，尽可能逃避工作；②人们往往不愿意负责任，而宁愿让别人领导；③人们往往缺乏雄心；④人们大多为了满足基本生理和安全需要而选择经济上获利最大的工作；⑤管理者应该严格指挥管制下属，并用报酬来刺激生产。

麦格雷戈从对"X理论"的否定和批驳出发，提出了与之对立的"Y理论"，他认为：①人们并非天生厌恶工作，工作是生活中很自然的一部分，可能是一种满足，因而自愿去执行；也可以是一种处罚，因而想尽量逃避；②控制和处罚不是使人们达到组织目标的唯一手段，人们是愿意实行自我管理和自我控制来完成相应目标的；③个人目标与组织目标可以统一，有自我实现要求的人往往以达到组织目标为个人报酬；④在相当情况下人们不仅会接受责任，而且会谋求责任；⑤大多数人在解决组织问题时，都能发挥出较高的想象力、聪明才智以及创造力；⑥现代社会中，人们

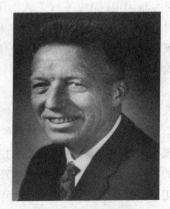

道格拉斯·麦格雷戈

的潜力没有得到充分地发挥。根据上述假设,管理者应该充分发挥下属的自主权和参与意识。

(四) 群体行为理论

卢因的"群体动力学理论"代表了这一方面的研究成果。卡特·卢因(Kurt Lewin,1890—1947年),德国心理学家,他的"群体动力学理论"的主要思想为:

1) 群体处于一个不断相互作用、相互适应的运动过程。

2) 群体是一种非正式组织,是由活动、相互影响和情绪 3 个相互关联的要素组成,其内聚力可能会高于正式组织的内聚力。

3) 群体的结构包括群体领袖、正式的成员、非正式的成员以及孤立者,群体有自己的规范和目标。

4) 群体的领导是自然形成的,领导方式有 3 种:专制式、民主式和自由放任式。

5) 群体的规模一般不大,这有利于交流各种信息和感情,以维持群体的长期存在。

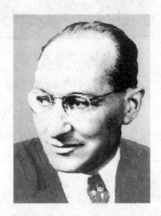

卡特·卢因

(五) 领导行为理论

作为研究组织中领导方式等问题,领导行为理论的代表理论有:特征领导理论、领导方式理论、领导行为四分图、管理方格论以及权变领导理论等。

三、现代管理理论阶段

随着社会生产力的发展以及社会学、系统科学、计算机技术在管理领域日益广泛的应用,对现代管理的研究日益增多,形成了多种管理学派,从不同的角度,阐明现代管理的有关问题。

(一) 系统理论管理学派

以卡斯特(F. E. Kast)、罗森茨威克(J. E. Rosenzweig)和约翰逊(R. A. Johnson)为代表的系统管理学派用系统论的观念考察组织结构和管理的基本职能,它来源于一般系统理论和控制论。该学派认为,组织是由人们建立起来的相互联系并且共同工作着的要素构成的系统,这些要素被称为子系统。系统的运行效果是通过各个子系统相互作用的效果决定的。任何组织都是一个开放的系统,系统通过和周围环境的相互作用,并通过内部和外部信息的反馈,不断进行自我调节,以适应自身发展的需要。组织中任何子系统的变化都会影响其他子系统的变化,为了更好地把握组织的运行过程,就要研究这些子系统和它们之间的相互关系,以及它们如何构成了一个完整的系统。

现代护理管理充分应用了系统理论的思想进行管理,例如在护理人员的排班、病房物品的管理、病历的整理、护理时数与工作人员的计算方面。

(二) 权变理论管理学派

以琼·伍德沃德(Joan Woodward)为代表的权变理论管理学派认为,组织和组织成员的行为

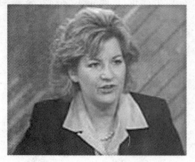

琼·伍德沃德

是复杂的,不断变化的,这是一种固有的性质。而环境的复杂性又给有效的管理带来困难,所以没有一种理论和方法适合于所有的情况。管理方式应随情况的不同而改变。为使问题得到很好解决,必须进行大量调查和研究,然后把组织的情况进行分类,建立模式,据此选择适当的管理方法。

这一理论强调随机应变,灵活应用过去各学派的特色,特别在科技经济飞速变革的社会,以及护理队伍的构成、教育层次、文化水平、社会背景等不一的今天,权变管理理论有着相当的实用价值。

（三）行为科学管理学派

该学派以人与人之间的关系为中心来研究管理问题,注重人性问题。该学派认为管理是经由他人达到组织的目标,管理中最重要的因素是对人的管理,所以要研究人、尊重人、关心人,满足人的需要以调动人的积极性,并创造一种能使下级充分发挥潜力的工作环境,在此基础上指导他们的工作。

行为科学管理学派的代表人物有马斯洛的需要层次论、赫茨伯格的双因素理论、麦格雷戈的"X－Y理论"以及日裔美籍管理学家威廉大内的"Z理论"。

"Z理论"通过比较相同客观条件的日、美企业的生产效率,在"X－Y理论"的基础上,将管理者与被管理者相一致起来,主张建立上下级长期、稳定的雇佣关系和融洽的人际关系,职工参与组织管理。组织除了为员工提供良好的工作环境和生活条件外,还为员工创造良好的成长和发展环境。

（四）管理科学学派

管理科学学派又称数理学派,它是泰罗科学管理理论的继续和发展,以美国的埃尔伍德·斯潘赛·伯法（Elwood Spencer Buffa）等为代表,主张广泛应用计算机技术,依靠建立一套决策程序和数学模型以增加决策的科学性,强调管理的合理性,实行定量分析,准确衡量。

现代管理还有其他学派,如"决策理论学派""管理过程学派"等,应结合我国的国情和护理专业的特点来加以应用,以创建适合我国护理发展情况的护理管理理论。

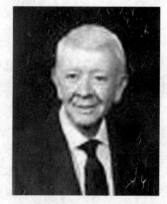

埃尔伍德·斯潘赛·伯法

||||| 思考题 |||||

1. 管理、护理管理、管理学的基本概念是什么?
2. 管理活动具有哪些基本职能?
3. 梅奥的人际关系学说的主要观点有哪些?
4. 护理管理的特点有哪些?

第二章

管理基本原理与原则

掌握 系统原理的概念、特征、对应原则及应用。
熟悉 人本原理的内涵、对应原则及应用。
了解 动态原理、效益原理的内涵、对应原则及应用。

管理原理,是对管理工作的实质内容进行科学分析总结而形成的基本真理,它是现实管理现象的抽象,是对各项管理制度和管理方法的高度综合与概括。管理原则是根据对管理原理的认识和理解而引申出的管理活动中必须遵循的行为规范。管理原理和管理原则是进行管理活动的行动指南,是实施管理职能的理论依据。管理原理、管理原则也是一个具有层次机构的理论体系。深入研究管理原理、管理原则,将使我们了解和掌握管理活动的基本规律,用以指导管理实践。原理是一种高度抽象的范畴,而原则对指导管理实践的作用更为具体。研究管理的基本理论和原则,对于护理管理工作有着普遍的指导意义。

现代管理的基本原理包括系统原理、人本原理、动态原理和效益原理等,每项原理又包含若干原则。管理原理是对管理基本规律的科学概括,四大基本原理是一个有机的整体,它们之间相互联系,相互促进,相互制约,构成了现代管理理论体系。只有遵循管理基本原理,才能围绕预定的目标,以人为核心,充分发挥管理职能,在管理工作的动态过程中获取尽可能高的效益,最优化地实现管理目标。

第一节 系 统 原 理

系统理论是美籍奥地利生物学家贝塔朗菲(L. V. Bertalanffy)创立的,系统原理运用系统论的基本思想和方法指导管理实践活动,解决和处理管理的实际问题,系统原理是管理中重要的指导思想。

一、系统的概念和类型

(一)系统的概念

系统(system)是由 2 个或 2 个以上相互作用、相互依赖的要素所组合而成的,具有特定功能的,并处于一定环境中的有机整体。

(二)系统的类型

系统是一个相对的概念,许多系统可以组成一个大系统,一个系统又可以有许多子系统。要素是系统的基本组成,它决定着系统的联系、结构、功能等性质和状态,从而决定着系统的本质。物质的多样性决定了系统的多样性,因物质运动的形式而异,使客观世界中存在着形形色色的、无数的系统。可以说系统是无处不在、无所不包的。为了便于研究系统的结构和功能,揭示系统的一般特征,有必要对其进行分类。

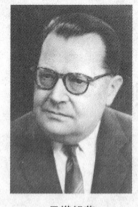

贝塔朗菲

根据不同的标准,可以将系统分成不同的系统类型:

1. 按组成要素的自然属性分类

按组成要素的自然属性分类分为自然系统和人工系统。

(1)自然系统　即自然界自然形成的系统,如银河系、太阳系、生态系统、气象系统、海洋系统、地下矿藏等。

(2)人工系统　是经过人类的劳动创造出来的,为达到某种特定目的而建立的系统,如行政组织系统、经济组织系统、文化系统、法律系统、卫生系统、护理系统等。

2. 按系统与环境的关系分类

按系统与环境的关系分为孤立系统、封闭系统和开放系统。

(1)孤立系统　是指系统与其外部环境进行物质、能量、信息的交换很少,以至于对其研究时可以忽略不计的系统。

(2)封闭系统　是指那些不与外界发生物质、能量和信息交换的系统,它不被其他事物所影响,同时也不对其他事物施加影响。

(3)开放系统　则是指与外界信息、物质和能量交换的系统,如生物系统,既不能孤立也不能封闭于环境之外而存在,具有输出某种产物的功能,这种输出必须以从环境中输入为基础,经过处理后才能得到,再加上反馈的调节便形成了一个完整的开放系统。开放系统的基本要素见图1-2-1。

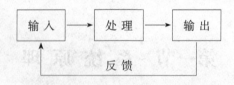

图1-2-1　开放系统的基本要素

在这3个系统中,系统的孤立、封闭都是相对的、特殊的,而开放系统则是绝对的、普遍的。

3. 按人对系统的认识程度分类

按人对系统的认识程度区分为黑色系统、灰色系统和白色系统。

(1)黑色系统　是指人类目前对其要素、结构、功能、机制及其变化规律尚一无所知的系统。如各种悬而未决的科学之谜的承载系统。

(2)灰色系统　是指人类当前对其要素、结构、功能、机制及其变化规律有所认识,但还有诸多不明之处、尚未完全认识的系统,如生命系统和思维系统。

(3) 白色系统 是指人类对其要素、结构、功能、机制及其变化规律已经认识清楚的系统,如人们自己制造出来的人工系统。

4. 根据系统状态是否发生变化分类

从系统状态是否发生变化把系统分为静态系统和动态系统。静态系统是指反映状态的各种参数不随时间而变化的系统;反之,如果系统的状态参数随时间而改变,则称为动态系统。绝对的静态或动态是不存在的。事物总是在变化中有稳定,稳定中包含着变化。值得一提的是静态和静止、动态和运动是不同的概念。状态不变不是指静止,而是指系统内部各部分之间,甚至系统与外部之间,虽有物质、能量和信息的交换,但这种交换处于平衡状态。

护理管理系统是一个开放、人造、动态的系统。

二、系统的基本特征

系统管理的基本思想是:世界上的任何事物,无论部门、单位、制度、个人都不是孤立的,都是处在一个特定的系统之内,和其他因素发生相互作用,同时又在自己系统之内,与其他系统发生相互影响、相互制约的联系。

任何系统都有一定的功能,系统功能是各要素发挥作用的结果,要素则是一定的结构表现出其作用或相互作用的基础。系统的结构和功能决定系统的特征,不同的系统,存在着不同的结构,显示出不同的功能,因此也表现出不同的特征。系统的一般特征包括整体性、相关性、层次性、目的性、环境适应性、动态平衡性。

(一) 整体性

整体性是系统方法的核心,是指导管理工作的指导思想。系统是由 2 个或 2 个以上的要素结合而成的整体,由许多单元或子系统构成,存在着各个子系统或诸因素,在一定条件下相互联接,具有实现共同目的的功能。各子系统、各要素的规模及其功能发挥程度,应与系统功能目的及其相应结构一致,才能发挥系统的最大功能和效益,而系统的功效大于各要素的功效之和。例如,医院作为一个整体系统,具有护理、医疗、后勤等组成部分,而医院系统的功效远大于护理、医疗等子系统的功效之和。

任何系统的功能,都离不开局部要素的利用和效果,但作为一个统一整体,应当首先考虑该系统的整体功能与效率,然后才是为实现整体功能而充分利用系统内各子系统的局部要素的发展与效果。整体性要求我们在处理事物时,要从全局出发,以大局为重,注重整体效应,在整体规划下,不断与系统内各要素部分交换能量、信息,协调各个要素,调动各个要素的积极性,才能实现整体目标。

(二) 层次性

任何系统都有一定的层次结构,都是由众多低层次的子系统组成。系统的层次性是由系统的整体性和部分性之间的相对性决定的。例如,护理系统可以划分为:①护理子系统,提供高质量的护理服务;②支持子系统,为护理服务提供各种有效的支持;③扩展子系统,通过开展科研、教学、培训,发展专业内涵,提高护理质量。上述各护理子系统之间也是相互联系、相互制约的,而护理系统又是医院系统的子系统。

系统的运行是否有效及效率的高低,在很大程度上取决于层次的划分与确定。系统的层次性体现了系统可以逐级分解和集合的特性。逐级分解说明每一层次都应有各自的功能、明确的任务和职责范围。系统整体性结构,表现为层次之间的上下左右的关系。上一层次系统要根据系统的功能、目标向下一层次发出指令信息,监督和考核其指令执行的效果,解决下一层次系统之间的不协调问题。下一层次系统要在执行上一层次指令的过程中完成自己的职责,反馈信息、保持与系统总目标的一致。同一层次系统之间的横向联系及各系统内部的各种关系,一般应由各系统全权处理。层次性要求各子系统各在其位,各司其职,各负其责,相得益彰。防止越俎代庖,相互推诿,上行下效以及权力和矛盾上交。

(三) 目的性

每一个系统,都要有明确的目的,不同系统有不同的目的,目的不明确或混淆了不同的目的,必然造成系统管理的混乱。

在现代管理系统中常常存在着多种目标的系统,这种多目标性常导致目标间的矛盾,在人、财、物、时间、信息等方面相互干扰。这就需要组织协调。管理者要从主要目标出发,统筹兼顾,妥善处理,以达到整体目标最优。

现实中常常有多种目的存在。为了保证系统有效和高速运转,就应采取多种措施使系统的多种目的协调一致,尽量减少目标间的差距,根据系统各个目的的重要性剔除次要目的,同时还要把系统目的转化为目标,目标是系统目的的具体化和量化,目标的设置便于系统围绕着某个中心任务进行自我组织和调控,激励人们的斗志,尽快实现目标。

(四) 环境适应性

环境是指与系统周围有关的情况,它包括自然环境、政治环境、社会环境、经济环境等多种因素。任何系统都处于一定的环境之中,环境就是该系统所从属的一个更大的系统。离开了环境,系统就无法维持。一个系统只有与外部环境经常保持物质、能量和信息交换,保持与外部环境的最佳适应状态,才能适应外部环境的变化,获得自身的生存和发展。

医院在社会存在,它不是孤立的,要处理来自各方面的关系,要受周围各方面因素的制约,医院只有适应社会和市场的变化,随机应变,时刻观察,预测环境变化方向,进行自我调节,采取有效措施,才能适应社会发展的需要。

(五) 动态平衡性

系统是不断运动、发展、变化的,以维持动态平衡,并通过反馈来控制动态平衡。凡是封闭的系统,都具有"消亡"的倾向,这一特性可以用一个科学名词"熵"(enfropy)来表示,在管理系统中的熵是指把宇宙间的物质和能量经过衰变到的最后状态。封闭的系统得到正熵的结果,开放的系统从外界环境接受输入,如此输入的能量和信息与系统本身消耗及输出的能量和信息一样多,甚至大于输入的能量和信息,则可能取得负熵的结果,该系统不会消亡,而是发展壮大。

三、系统管理和系统工程

系统管理是根据系统管理的原理及其原则,吸收现代管理各个学派的精华,采用各种定性和定量的方法,讲究管理艺术,对管理对象进行全面和科学的管理。

系统工程就是在系统理论的指导下,采用近代数学和电子计算机,对一般系统进行系统分析、规划、开发、建模、仿真、评价、优化、设计、实施及其管理,使系统最佳地实现其预期目标的一门管理工程技术。系统工程涉及系统的整个生命周期,是系统管理的最高形式。系统工程与传统的工程有一定的区别。传统工程是指特定的物质工程,而系统工程则不限于此,任何特定的系统均可成为其研究对象。系统工程涉及面广,综合性强,它特别强调创造性思维,强调的是实践性。

现代社会活动,特别是经济活动,其特点是规模大、因素多、关系复杂,常常是牵一发而动全身。因此,只有采用系统观点、理论和方法进行系统管理,才能全面地考虑问题,妥善处理好局部与整体、近期目标与长远目标等各种关系,收到良好的经济效益、社会效益和生态效益。

四、与系统管理相对应的管理原则

(一) 整分合原则

高效率的管理必须在整体规划下有明确分工,又在分工的基础上有效地综合。整体把握、科学分解、组织综合是整分合的主要涵义。例如,护理系统是由不同层次的护理部门分工合作而形成的。护理系统的总目标和总效率是各个护理人员和单个护理部门独立活动所无法达到的。各级护理部门必须分工协作,并需要有明确的权利范围和责任制度来保证。

(二) 反馈原则

任何特定组织都是一个闭环控制系统。管理方式和管理手段构成一个连续闭合的回路,在这个闭环系统中,反馈起着关键的作用。反馈将经过处理后输出的信息又回到输入端,以影响系统性能,控制整个系统。只有管理体制上保证信息反馈的有效运转,才能使管理工作充满活力。例如护理部下达任务后,同时要制定反馈方案,进行定期的检查,以验证效果,发现问题,及时纠正和改进,才能保质保量地完成任务。

五、系统原理在护理管理中的应用

从整体要求出发,制定护理管理系统的目的和战略措施;科学的分解,明确各科室和部门的目标,进而在合理分工的基础上进行总体综合,从而保证护理管理目标的顺利实现。这就是系统原理对管理活动的基本要求。在护理管理活动中,坚持系统原理要做到以下几点:

(一) 具有全局观念

拥有全局观念是充分发挥护理管理系统整体功能、实现整体效应的前提条件。这就要求护理管理者在错综复杂的实际工作中,不能孤立地看问题,必须把握整体和全局,用系统分析的方法,分析实际问题。要正确处理好护理系统内部与外部、局部与全局、眼前与长远利益的关系。这也是衡量护理管理者能否做好管理工作的基本标准之一。

(二) 关注护理系统结构的状况

系统的结构在护理管理系统的整体性能发挥中起着重要作用。护理管理工作必须根据面临的不同环境、不同任务、不同内部条件,适时、适当地进行结构调整,这是保证护理管理系统整体性能优化的重要条件之一。同时也指导护理管理系统合理运用所需各种要素和资源。护理管理必须在整体规划下有明确的分工,又在分工的基础上有效地合作。

(三) 处理好管理宽度和管理层次之间的关系

由于管理者本身能力限制,当他直接领导的下属人员超过一定数量时,就不能对其有效管理,所以必须划分管理层次,逐层进行管理。护理管理需要合理、适度的管理层次和宽度。例如,我国卫生部规定,县和县以上医院及 300 张床以上的医院都要设护理部,实现在护理副院长之下的护理部主任、科护士长、病房护士长三级负责制管理;300 张床以下医院实行总护士长、护士长二级负责制。

第二节 人 本 原 理

人是社会的主体,一切社会活动都是通过人来进行的。现代管理的核心是人,人既是管理的主体,又是管理的客体,离开了人,就不存在管理。因此,如何创造良好的社会环境和管理环境,充分发挥人的主观能动性,是一个组织管理的重要任务。

一、人本原理的基本内容

(一) 概念

就是管理系统要以人为本,其基本涵义是说,任何组织和系统的管理,必须以人为中心,注重人的思想、感情和需求,以激发人的主动性和创造性为根本,以调动人的积极性为主要目的。

(二) 含义

1) 人是组织管理的核心,离开人的管理就谈不上管理。

2) 人力资源的开发是无限的,管理活动的任务是调动人的能动性、创造性和积极性。

3) 管理的手段是通过对人的思想、感情和需求的了解,做好人的思想工作,尊重人的感情,采取各种激励措施,最大限度地调动人的积极性,挖掘人的潜能。

人本原理告诉我们:人是管理的主体,是管理系统的动力源泉,同时人的潜力具有开发性、无限性和弹性。只要做好人的思想工作,注重激励,就能极大地调动人的积极性和创造性。

(三) 思想基础

人是具有多种需要的复杂的"社会人",是生产力发展最活跃的因素。人本原理要求在管理活动中个人与组织利益协调,适度分权和授权,责权对等,员工参与管理等,体现了行为科学、社会学、心理学等多种社会科学的综合应用,因此人本管理原理是现代管理原理中重要的一个原理。

二、与人本原理相对应的管理原则

(一) 能级原则

能级原则的核心是人员的优势和特点与岗位要求的有机结合与匹配,做到能级对应。能级原则是指要建立一个合理的管理层次,设置各管理层次相应的管理职责和工作要求,使管理中的要素处于相应的能级中,人尽其才,以达到最佳的管理效率和效益。

任何一个组织都由不同能量的人组成,要使这些能量大小不同的人组合起来,就必须进行合理的分级,使不同能量级的人处于相应的能级中。依据一般的能级分类标准,可将管理能级分为4层。

(1) 决策层　是组织管理系统中的最高层,其任务就是确定组织目标和方针,制定组织发展规划,对组织重大问题进行决策。一般来说,该层人员应该战略眼光,善于听取各方面的建议,并能正确地做出果断的决策。

(2) 管理层　其任务就是贯彻组织的方针政策,制定合理的具体方法,拟定具体措施,直接领导和指挥各部门的管理活动。该层的人员应该具有较强的才能和良好的组织协调能力,综合分析能力强,善于解决问题。

(3) 执行层　其任务就是贯彻执行管理层发出的各种管理指令和计划,调动组织中的人、财、物等各种要素,协调各种操作活动。该层的人员应具有熟悉的业务知识,能联系群众,善于发现问题和处理日常事务。

(4) 操作层　这是组织中的最底层,其任务就是进行具体的操作,完成执行层发出的每一项业务。该层人员应忠实坚决,埋头苦干,任劳任怨,富于创新,精于时间的节约和利用。

各能级的动力激发与各能级的责、权、利是密切统一相关的。在其位必须谋其政、尽其责,而谋其政与尽其责必须有相应的权力,要行其权;权力的正确运用和责任的实现必须与利益挂起钩来,以此取其酬、获其荣、奖其功、惩其误。只有这样才能充分调动各层次人员的主动性和积极性。人的能量是不断变化的,岗位级别也应随之发生相应的变化,以使能力和岗位相称,这样才能做到人尽其才,各尽其能。人经过一段时间的学习和实践后,人的能级发生了变化,当其能量超过了比他高一级岗位上人的才能时,就应及时进行调整转换,保持能量与能级的动态对应,才能进一步发挥人的才能作用。

(二) 动力原则

1. 动力及动力原则

动力是指推动工作、事业等前进和发展的力量。人们进行管理必须有强大的动力,而且要正确地运用动力,才能使管理运动持续而有效地进行下去,这就是动力原则。动力是管理的能源,且又是一种制约因素。没有它,管理就不能有序地运行。

2. 动力的类型

管理的动力,是推动管理者和被管理者的动力,是充分发挥人的主观能动作用,推动生产发展的动力。动力的类型有2种分类方法。

(1) 依据动力的性质

1) 物质动力:是由物质利益引发的动力。物质动力是各类动力的基础,是管理活动最基本的动力。当然物质动力也不是万能的,不恰当地理解和运用物质鼓励,也会产生副作用。

2）精神动力：是由人的思想、精神等因素激发的动力。它包括信仰、理想、成就、爱国主义、精神鼓励和思想政治工作等。物质动力是基础，精神动力是支柱。精神动力是人们较高层次的需要，物质生活水平越高，文化程度越高，精神方面要求越多，精神动力的作用越大。在某种特定环境条件下，精神动力可以成为决定性的动力。

3）信息动力：是一种获取知识、资料、情报消息等的动力。信息动力是一种超物质和精神的动力。人们通过对信息的收集、加工、处理和交流，看到自己的不足，找出自己努力的方向，进而形成一种经常的动力。人们为获得知识，就会有一种求知欲动力；为探索自然界的奥秘，就会有一种追求科学真理的动力。所以，信息动力，是一种物质动力、精神动力兼有的动力。

（2）按照引发动力的主体

1）内在动力：是指由人们内在需要和冲动引发的一种动力，如护理人员为获得知识而不断努力学习、深造；为获得高工资或奖金而努力工作。

2）外在动力：是指由外在的压力所引发的动力。竞争是一种外在压力，每个人都面临竞争，有就业竞争、晋升竞争、学习竞争等，竞争是促使护理人员不断进取的动力。危机可使人们感觉到一种强大的压力，压力可以使人们产生一种奋发向上的动力，有动力就会产生前进的力量。

三、人本原理在护理管理中的应用

随着现代护理的发展和护理模式的转变，护理管理越来越强调发挥护理人员的工作积极性、主动性和创造性，在护理管理中以人本原理为基础，调动护士的主观能动性，是提高护理质量的关键。

1. 加强护理文化建设

通过组织文化的综合功能，提高护理人员对所在组织的认同程度，在遵循人本管理原理的基础上，充分发挥护理人员在护理工作中的主观能动性，提高部门护理工作效率。同时，让护理人员在良好的护理文化氛围中感受更多的人文关怀。

2. 能级原则应用

从能级原则要求出发，在组织护理人员资源管理中做到：①准确全面掌握下属的能力结构和特长；②对各种工作岗位进行科学的岗位分析；③员工能力与岗位相匹配及能力与岗位的动态变化调整；④不同岗位层级承担不同的责任并赋予相应的权力和利益。

3. 动力原则应用

护理管理者激发下属努力工作的关键是：分析不同护理人员的行为基础和工作动机，了解下属的个人和职业发展需求，掌握各种不同的行为动力对护理人员产生的不同作用，建立有效的护理人员激励机制。在日常管理活动中针对性地采用不同类型的动力，有效调动人员的工作积极性，使护理人员的行为方向与组织目标保持一致，达到组织动力资源利用的最大化。

第三节　动　态　原　理

一、基本内容

（1）概念　管理系统总是处在不断的运动之中，静止只是相对的特殊运动形式。

（2）管理的动态原理 体现在管理的主体、管理的对象、管理手段和方法上的动态变化上，同时，组织的目标以至管理的目标也是处于动态变化之中，因此有效的管理是一种随机制宜，因情况而调整的管理。

（3）动态管理要求 管理者应不断更新观念，随机制宜、原则性与灵活性相结合、有预见和留有余地，避免僵化的、一成不变的思想和方法，不能凭主观臆断行事。

二、与动态原理相对应的管理原则

（一）弹性原则

1. 概念

弹性的意思是物体受外力作用变形后，除去作用力后能恢复原来形状的性质；比喻事物的可多可少、可大可小等伸缩性。弹性原则是指管理必须保持充分的弹性，及时适应客观事物的各种变化，才能有效地实现动态的管理。

2. 必要性

1）管理面临的是复杂问题，总是随机性大，变化莫测，是多种因素综合作用的结果。众多因素相互作用，相互影响，蛛网交织。要掌握全部因素是不可能的，百分之百正确的管理是不存在的。所以管理人员要能充分清醒地认识到，自己对客观实际的认识存有缺陷，故要留有余地，保持弹性。

2）事物复杂，存在相当不可控因素，而且领导工作经验有限。管理人员在管理活动过程中，有许多因素是难以控制的，如自然灾害，政治、经济变化等。需要管理者予以高度关注，并要保持充分的弹性。

3）管理工作的主体和客体都是人，而人是复杂的、动态的。在处理人事关系中，既要坚持原则，又要把握好灵活性，要具体问题具体分析，保留回旋余地和充分弹性，才能适应未来情况的变化。

4）管理者必须为其后果承担责任。管理是一种行为，而行为就有后果问题。由于管理因素多，一个细节的疏忽都可能产生较大影响，差之毫厘，失之千里，防止不利后果仅靠谨慎是不够的，应当在管理中保持可以调节的弹性。

3. 类别

（1）局部弹性 任何一类管理必须在其管理环节上保持可以调节的弹性，特别在重要的关键环节上保持足够的余地。

（2）整体弹性 是整个管理系统的可塑性或适应能力。即整个系统的管理活动，都留有一定后备，以应付客观环境条件或其他可能发生的变故。这种对外、对内的应变、适应能力，显示了系统的弹性及其运用效果，也就是系统管理中的动态平衡能力及其达到的水平。

（二）随机制宜原则

随机制宜原则与权变管理学派的管理思想相一致，反映了管理活动应从具体实际出发，任何管理思想、管理理论和方法只适应于特定的管理活动中，不可能是能够解决一切问题的"灵丹妙药"。

三、在护理管理中的应用

（1）具有动态观念 在科学技术迅速发展、国际竞争日趋激烈的时代，随着现代护理模式的发展和新的政策、管理制度、管理方法的出现，随着护理人员的思想、观念、行为方式、知识结构的不断变化，作为护理管理者，谁把握住了瞬息万变中的必然，谁就能获得成功的契机，这都需要动态管理的智能和艺术。因此，要想成为一名有效的管理者，必须勤于思考、善于应变、敢于创新；而头脑僵化、因循守旧、安于现状的管理者必然会被时代所淘汰。

（2）建立信息系统　建立收集信息的网络、渠道，及时、准确地收集、传递信息，科学、有效地处理信息，积极调整管理目标和管理方式，才能因时、因地制宜，有效地进行动态管理，以适应社会变化对护理的要求。因此，动态管理原理对于提高护理管理科学水平无疑具有重要的意义。

第四节　效益原则

一、基本内容

所谓管理的效益原理，是指组织的各项管理活动都要以实现有效性、追求高效益作为目标的一项管理原理。效益是有效产出与投入之间的一种比例关系，分为经济效益和社会效益。经济效益是人们在社会经济活动中所取得的收益性成果，它是通过提高经济活动的效果而得到的实际经济利益。社会效益是人们的各种活动对社会发展的积极作用或有益的效果。二者的区别在于经济效益较社会效益更为直接和显而易见，经济效益可以运用若干个经济指标来计算和考核，而社会效益则难以计量，必须借助于其他形式来间接考核。

二、与效益原理相对应的管理原则——价值原则

所谓价值原则就是管理工作的一切方面和各个环节，都要紧紧围绕着提高经济效益和社会效益，即提高经济价值和社会价值相统一的价值。因为效益是由价值体现的，而管理者所追求的经济效益和社会效益统一的目标，效益原理在管理实践中具体化为价值原则。体现在具体的管理工作中，就是经济价值与社会价值的统一。只有把经济价值和更高意义的社会价值结合起来，并以社会价值为导向的管理才能长盛不衰。

管理者应使用财力资源、物力资源、人力资源、时间资源和信息资源，以最少的耗费达到最高的效用，以满足服务对象的需要。提高服务价值的途径有5种：功能不变，降低费用；费用不变，提高功能；功能提高，费用减低；费用略有提高，功能大幅度提高；功能略有降低，费用大幅度下降。

三、在护理管理中的应用

（一）根据德鲁克的有关论述，有效的管理者的要义

珍惜时间，提高效率，是管理有效性的基础；脚踏实地，重视贡献，是管理有效性的表现；用人之长，避人之短，是管理有效性的动力；有效决策，注重反馈，是管理有效性的前提。

（二）贯彻效益原理，必须把握好素质和质量两个方面

（1）高素质　管理者和被管理者必须具有较高的素质，其中包括树立科学的效益观、价值观，高超的决策水平和指挥、协调能力。

（2）高质量 管理者必须提高工作、产品及服务质量，因为各行各业的管理目标都在追求尽可能高的效益，即投入少、产出多、质量好、效益高。

（三）在护理管理中的应用

1）护理管理工作要提高效率，讲求效益，做到低投入、高产出；同时要处理好社会效益和经济效益的关系，坚持社会效益优先的原则，努力做好各项管理工作。

2）在护理管理中，各项工作和任务的完成都要以最小的投入（含人力、物力、财力等）获取最大的效益。医疗护理的经济效益和社会效益是辩证统一的关系。医疗护理的经济效益应是以追求最大的社会经济效果和最高经济效率为目的。

⊪● 思考题 ●⊪

1. 管理的基本原理有哪些？

2. 系统的概念及其特征是什么？

3. 人本原理对应的原则有哪些？

4. 如何应用管理原理和原则指导护理管理实践？

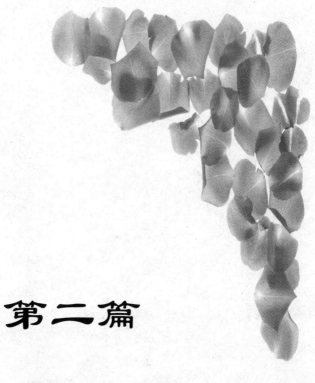

第二篇

管理职能

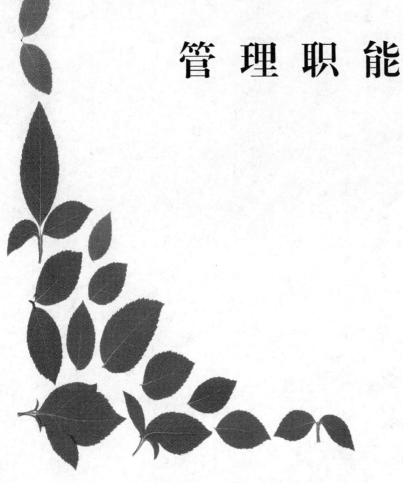

第三章

计 划 职 能

> **掌握** 计划、目标管理、时间管理、授权的概念、ABC 时间管理法。
> **熟悉** 计划的意义、种类和形式；目标管理的特点和过程；有效时间管理的方法。
> **了解** 计划、目标管理、时间管理在实际工作中的应用。

计划是管理职能中最基本的职能，是人们对未来的筹划和安排，与组织几乎所有管理活动有关，是管理职能的基础。计划也是管理活动中创造和革新的关键所在，它是创造性的管理活动。

第一节 计划职能的基本理论

一、计划的基本概念和特征

计划是为实现组织目标而对未来的行动进行设计的活动过程。是工作或行为之前预先拟定的方案，是指组织根据社会环境的需要和自身的能力，确定组织在一定时期内的目标，并通过计划的编制、执行和监督，协调和合理安排组织中各方面的活动及各类资源，以顺利达到预期目标的过程。计划需要回答下面几个问题：即通常所说的"5W1H"问题。预先决定做什么（what）？并论证为什么要这样做（why）？何时做（when）？在何地做（where）？由谁来做（who）？以及如何做（how）即制定实施计划的措施、相应的政策和规则。

计划工作的基本特征可以概括以下 5 个方面：

（1）目的性 各种计划及其所有派生计划，都应该有助于完成组织目标。

（2）纲领性 计划可以影响并且始终贯穿于组织、人事、领导和控制等管理活动中。

（3）普遍性 计划工作的特点和范围随各级管理者的层次、职权不同而不同，但计划工作是每位管理者必须进行的职能工作。

（4）效率性 计划工作的效率体现组织管理的效率，通过计划工作的步骤可以明确组织目标，选择最佳方案以提高组织运行效率。

（5）前瞻性 计划工作总是针对需要解决的新问题和可能发生的新变化、新机会做出的决定,它是创造性的管理活动。

二、计划的意义

(一)有利于实现组织目标

计划工作使人们就组织的目标、当前的现状以及实现目标的途径做出事先的安排,由此明确组织的发展方向,使各方面的行动获得明确的指示和指导。护理工作具有繁琐性和突变性,计划可以使行动对准既定目标,经过周详的计划过程,将工作统筹安排,使工作运转井然有序,有利于实现组织目标。

(二)有利于应对突发事件

"凡事预则立,不预则废"。计划工作是针对未来的,计划虽然无法完全消除未来的不确定性和事物的变化性,但通过计划过程,可以预测变化趋势,以及变化对组织的影响,并制定适应变动的最佳方案,可以有效规避风险,保证组织长期稳定的发展。

(三)有利于提高工作效率和效益

计划职能可使组织中的成员对人力、物力、财力、时间和信息等资源合理分配使用,减少重复行动和多余的投入,可有利于管理效益和经济效益的提高。例如,科学合理的护理分工,可使各级护理人员职责明确,充分发挥各自的作用,为患者提供优质护理。同样,病房的物资、药品、仪器、设备等制定领取、使用、保管、维护计划,合理利用资源,减少不必要的物资损耗。

(四)有利于控制工作

计划工作为组织活动制定的目标、指标、步骤、进度、预期成果,是管理控制活动的标准和依据。控制工作的目的就是纠正脱离计划的偏差,促使活动保持既定方向,计划有利于控制,控制是实现计划的保证。两者在管理活动中互相制约,互相促进,使组织活动得以顺利进行。

三、计划的种类和形式

(一)计划的种类

1. 按作用时间划分

(1)长期计划　指对未来较长时间所作的计划,一般指 5 年以上的计划,对组织具有战略性、纲领性指导意义。如医院发展的 5 年规划、护理人员队伍建设的长期规划等。

(2)中期计划　一般指 1～5 年的组织计划。它是根据长期计划提出的阶段性目标和要求,并结合计划期内实际情况制定的计划。它是长期计划的具体化,同时又是短期计划的依据。

(3)短期计划　指对未来较短时间内的工作安排及一些短期内需完成的具体工作部署,短期计划的时间通常为 1 年左右或更短,如护理部工作的年度计划、病房护理工作的年度计划等。

2. 按计划的规模划分

(1)战略性计划　指制定整个组织的基本目标和方向的计划。战略性计划一般是长期计划,包括目标及达到目标的基本方法、资源的分配等。战略性计划一旦实施,则不易更改。

（2）战术性计划 指针对具体工作问题,在较小范围内和较短时间内实施的计划。战术性计划具有灵活性、可操作性,计划内容具体、明确,往往是某些大型战略性计划的一部分。例如病房护理排班计划、病房的预算计划、设备的维护计划等。

3. 按计划的覆盖面划分

（1）整体计划 指组织和系统所有一切工作的总体设计。如整个医院的年度发展计划。

（2）局部计划 又称专项计划,指为完成某个局部领域或某项具体工作而制定的计划,是整体计划的子计划。

整体计划与局部计划相互配合,整体计划为局部计划规定了方向、原则、范围及重点,而局部计划是整体计划在各个部门、各种任务上的具体化。

4. 按计划的约束程度划分

（1）指令性计划 由主管部门制定,以指令的形式下达给执行单位,规定出计划的方法和步骤,要求严格遵照执行的具有强制性的计划。

（2）指导性计划 由上层管理阶层下达给下层各执行单位,需要以宣传教育以及经济调节等手段来引导其执行的计划。指导性计划一般只规定需要完成任务的方向、目标及指标,而对完成任务的方法、步骤不作硬性规定。

（二）计划的形式

计划的表现形式分为宗旨、目的或任务、目标、策略、政策、程序、规则、规划以及预算等等。

（1）宗旨 是组织或系统对其信仰和价值观的表述,宗旨回答一个组织是干什么的,应该干什么。护理工作的宗旨应该包括护理活动、患者、护士3个方面。其中护理活动包括对护理理论、护理教育、护理实践、护理科研、护理行政和护理管理,以及护理在整个组织中的地位等问题的认识和观点。

（2）目的或任务 是组织机构的作用,是社会赋予一个组织的基本职能,如 WHO 规定护士的任务是"保持健康,预防疾病,减轻痛苦,促进康复"。这是各国护理组织都应该遵行的任务,并根据具体情况制定目标。

（3）目标 是在宗旨、任务已明确的情况下,整个组织活动要达到的可测量的、具体的成果。目标不仅仅是计划工作的终点,也是组织工作、人员管理、领导和指导,以及控制工作等活动所要达到的结果。目标必须是具体的、可测量的或可评价的。例如,本年度医院护理人员考核合格率≥95％等。

（4）策略 是实现目标的具体谋略,是实现目标的指导方针和行动方针。策略也是计划的一种形式,是同目标联系在一起的,并以确定问题和采取行动的重点来为组织提供一种有用的框架。

（5）政策 是组织为达到目标而制定的一种限定活动范围的计划。组织制定的政策有3个基本作用:①为组织成员指出行动方向;②保证组织成员活动协调一致;③树立和维护组织尊严,如护士的晋升政策、医院奖金分配政策和工资浮动政策等。

（6）程序 是根据时间顺序而确定的一系列相互关联的活动,它规定了处理问题的例行方法、步骤。如护理程序,规定了处理护理问题的步骤、政策和程序都含有规定的性质,但程序规定的是办事细则,是执行政策的具体实施方法。

（7）规则 是一种最简单的计划。它是在具体场合和具体情况下,允许或不允许采取某种特定行为的规定。规则一般不允许有灵活性及自由处理权,对执行者有较强的约束力,如"无菌技术操作原则"、病区内"禁止吸烟"的原则等。

（8）规划　是为了实施既定方针，针对目标、政策、程序、规划、任务分配、执行步骤、使用的资源等而制定的综合性计划。规划有大有小，不同级别的组织都可以有自己的规划。规划一般是粗线条的、纲要性的。如护理人员培训计划，包括培训目标、培训方法、培训要求、时间安排、培训经费等。

（9）预算　是用数字表示预期结果的一种数字化的计划。预算是组织各类各项可支配资源的使用计划。它包括人员、时间、设备、经费等方面的内容，如护理部关于护士继续教育的经费预算、某医院扩建工程经费预算等。

四、计划的步骤

计划是一种连续不断的程序，其步骤可分为 8 个阶段。

（1）分析形势　对系统或组织现存形势的分析和估量是计划工作的第一步。

通过调查分析来完成，其内容包括：①社会需求，社会环境，社会对组织的影响因素；②组织的资源情况；③组织内部的实力、现状、政策，包括人力资源的利用；④服务对象的需求。

（2）确定目标　计划工作的第二步是在分析形势的基础上为组织或个人制定目标。

（3）评估资源　就是确定有利于计划实施的前提条件和期望环境。可以称为 SWOT 分析。其中 S（strength）指组织内部的优势，W（weakness）指组织内部的劣势，O（opportunity）指来源于组织外部可能存在的机遇，T（threats）指来源于组织外部可能的威胁或不利影响。

（4）拟定备选方案　应考虑到：①方案与组织目标的相关程度；②可预测的投入与效益之比；③公众的接受程度；④下属的接受程度；⑤时间因素等。

（5）比较方案　论证的内容包括计划的可靠性、科学性、可行性、经费预算的合理性、效益的显著性。例如，在职护士培养计划，方案 1：可将护士送到本市三级甲等医院学习进修，其优点是易联系、路程近费用低、学费少等；缺点是学习效果比外地差。方案 2：可将护士送到北京三级甲等医院学习进修，其优点是学习效果好；缺点是不易联系、路程远、费用高、学费多等。

（6）选定方案　计划工作的关键。选择可行性、满意度高、低投入和高产出的方案。

（7）制定辅助计划　派生计划辅助和扶持选定方案的落实。建立家庭护理服务的总计划有设备添置计划、资金使用计划等均属辅助计划。

（8）编制预算　预算是数字化了的计划。通过分析、比较、选定方案后，将计划转化为预算的形式，使之数字化。

第二节　目标及目标管理

目标是指一个规划或方案所要达到的最终的、具体的、可测量的结果。目标的选择和确定是人的主观能动性、积极性及创造性的反映。目标在管理中起主导作用，决定着管理活动的内容、管理方法的选择、人员的配备和组织的设置等。目标管理（management by objectives，MBO）是美国著名企业管理专家德鲁克在 1954 年的《管理的实践》一书中提出的，他的关于目标管理的主张在当时的企业界产生了巨大的影响，并已成为当代管理体系的重要组成部分。目标管理通过鼓励员工参与管理，使之从工作中满足了自我实现，同时也使组织目标得以实现。本节主要介绍目标管理。

一、目标管理的概念

目标管理是由组织中的管理者和被管理者共同参与目标制定，在工作中实现自我控制并努力完成工作目标的一种管理思想和方法。目标管理将组织整体目标转换分解为单位及个人的具体目标，让员工参与决策，能提高员工对组织目标的接受性并产生激励作用；另外，目标管理将组织目标转化成可衡量的具体目标，并定期评估，达到控制成果的目的。

德鲁克

二、目标管理的特点

1. 目标特定性

对于目标的制定，不能只有简要的说明，必须转换成可衡量的具体目标，如不能仅说明"改善服务态度"而已，而应转换成"为改善服务态度，应对患者称呼先生、女士等，多用请、谢谢等"。再如护理部的年度总目标为"护理质量比去年有所提高"应当具体化为"护理文件书写合格率≥95％""患者对护理服务的满意度≥95％"等。

2. 参与决策

人人参与管理、目标的制定，每个部门根据组织的总目标制定部门目标，每名职工根据本部门的目标和个人职责制定个人目标，形成目标连锁，发动大家参与目标的制定，不仅可以听取专家要求，使目标的制定得到执行者的认可，还可提高他们在落实工作实现目标过程中的自觉性，从而增强目标管理的科学性。

3. 自主管理

在目标管理中，下级不是按上级硬性规定的程序和方法行动，而是进行自主管理和自我控制，可提高员工的工作积极性和创造性。

4. 绩效的反馈

在执行目标管理的过程中，各层管理人员定期评价，通过检查、考核反馈信息，并在反馈中强调由员工自我检查，制定一系列的奖惩措施，以促使员工更好地发挥自身作用。

三、目标管理的过程

目标管理分为制定目标体系、组织实施、检查评价3个阶段。

(一)制定目标体系

制定一套完整的目标体系是实施目标管理的第一步，同时也是最重要的一步。目标制定越合理明确，则后阶段的具体过程的管理和评价越容易。这个阶段可分为4个步骤。

（1）高阶层领导制定总体目标　根据组织的长远计划和客观环境，必须与下级充分讨论研究后制定出总体目标。

（2）审议组织结构和职责分工　每一个目标和分目标都要成为落实到个人的确切责任。

（3）制定下级目标和个人目标　在总体目标的指导下，要制定下级目标和个人目标，个人目标要与组织目标协调。

（4）形成目标责任　上级和下级达成协议，上级授予下级相应的权力，下级写出书面协议。

（二）组织实施

完成目标主要靠执行者的自主管理。执行者采用自主管理的方式选择实现目标的方法和手段，按照目标总体要求，调动各种积极因素，发挥聪明才智，确保目标实现。管理者提供咨询、定期指导、定期检查，及时反馈，纠正偏差，调动各部门人、财、物等资源，为目标的顺利实现提供支持。检查方法是自下而上。如医院护理部、护理技术操作质控小组通过定期提供操作指导、训练、考核等提高护士的护理技术操作水平，而护理技术操作的平常训练由各病房或护理单元自行进行。

（三）检查评价

对各级目标的完成情况和取得的结果，要及时地进行检查和评价。定期实行个人自我检查、上下级一起检查目标的完成情况，作出评价，并按考核的综合成绩进行奖惩。

（1）考评成果　在达到预定的期限之后，以各自目标及目标值为依据，对目标实施的结果进行考核，评价管理绩效。

（2）实施奖惩　目标实施者自检后，上级领导与自检者商谈，通过预先制定评价和奖惩协议实施奖惩。

（3）考核评价　将目标管理中的经验及教训进行总结找出不足，并同时讨论下一轮的目标，开始新的循环。

四、目标管理的意义及应用

（一）目标管理的意义

目标管理将组织总目标转化为各级分目标，是以目标为中心的管理。目标管理将目标作为联系上级与下级、个人与组织的纽带，使全体成员和利益融为一体，融合了上、下级关系，易于形成管理合力。

（二）目标管理在护理工作中的应用

目标管理在护理管理中的具体应用是护理部根据医院的整体规划制定总目标，再通过建立目标体系，制定各部门、各病房及护理人员个人的目标，确定目标和工作标准、职责分工、工作期限、评定方法，以及奖惩措施，通过指导实施、定期检查、终末考核全过程。

1. 主要步骤

包括：①说明护理部实施目标管理的目的；②列出参与实施此目标管理的有关单位与病房；③澄清有关部门及病房之间的关系；④列举出各级护理管理者实施目标管理的责任；⑤设定实施目标管理各阶段的时间表，以便定期检查与考核实施进度。

2. 注意事项

包括：①对各级护理人员进行有关目标管理的知识教育；②护理部应使下属了解护理部的任务、工作标准、资源及限制；③医院各部门以及各病房的分目标的选择要恰当；④在目标管理过程中，护理部、有关责任人员应层层把关，严格控制，定期召开会议，了解工作进展，给予及时的支持和指导。

第三节 时 间 管 理

一、概念

时间管理就是在同样的时间消耗情况下,为提高时间的利用率和有效率而进行的一系列活动。它包括对时间进行的计划和分配,以保证重要工作的顺利完成,并留出足够的余地处理突发事件或紧急变化。时间是一种无形资源,具有客观性、方向性和无储存性的特点,因此管理者要合理地分配好时间,对日常工作做到月有计划、周有安排、日有程序,保持工作的正常秩序。

二、评估时间运用情况

对时间的管理,应从评估时间运用情况开始,找出造成时间浪费的主要原因以及避免时间浪费的策略。

(一)评估时间的使用情况

应首先评估时间是如何用掉的。一些专家建议管理者建有日志或记事本,按时间顺序记录所从事的活动,这样可以让管理者了解每一项活动上所花费的时间有多少,然后计算每一项活动所耗时间占整个工作日时间的百分比。如果分析结果显示时间分配不平均,或与重要程度不符合,管理者则要重新修正工作方针,纠正不平衡现象。

(二)引起时间浪费的主要因素

人们无法使时间停留、倒置,但可以控制时间的"流向",这就是通过有效的时间管理,让时光流向有意义的地方。浪费时间是指花费了时间但未取得任何对完成组织或个人目标有益的结果的行为。造成时间浪费的主要因素有客观因素和主观因素两方面(表2-1-1)。

表 2-1-1 浪费时间因素表

客观因素	主观因素
① 意外电话和来访	① 缺乏明确的目标
② 计划内和计划外的会议过多	② 行动缓慢、拖延、懒惰、心理消极
③ 受通信、环境、交通等因素的制约	③ 缺乏优先顺序
④ 沟通不良,协作者能力不足	④ 不能恰当授权
⑤ 政策、程序要求不清,信息不够丰富	⑤ 不善于拒绝
⑥ 上级领导工作无序无计划	⑥ 缺乏条理与整洁
	⑦ 仓促决策
	⑧ 没有时间利用知识

（三）避免浪费时间的策略

1）有计划、有选择地参加会议及社交活动。

2）有意识地锻炼自己的沟通交流能力。

3）学会拒绝非职责范围的工作及责任。

4）制定具体而切合实际的计划，学会授权。

5）列出管理活动的先后次序，应用重要事件卡，提醒自己首先应完成的事情。

6）决策果断，处理问题得当，工作有条不紊。

7）合理而实际地安排管理活动，及时完成各项工作，避免拖延。

8）遇有意外电话要缩短谈话时间，尽量谈重要事情。

9）对顺道来访者，尽量不要在办公室交谈。

10）及时清理文件，丢弃无用的资料。

11）有意识地改变犹豫不决的性格，克服懒惰、拖拉的作风。

12）留有一定的机动时间，以处理突发事件。

三、有效时间管理的方法

（一）ABC 时间管理法

美国的管理家莱肯（Lakein）建议，为了提高时间的利用率，每个人都需要定下三个时段的工作目标，即今后 5 年内欲达到的目标、今后半年内欲达到的目标以及现阶段要达到的目标。根据工作目标列出主要工作内容，再将不同目标下的工作内容分成 A、B、C 三个等级。

A 为最优先的（必须完成的）目标；B 为次优先的（很想完成的）目标；C 为较不重要的（目前可暂时搁置的）目标。运用 ABC 时间管理法主要是抓关键因素，以解决主要矛盾，保证重点，兼顾一般，提高工作效率。ABC 时间管理特征及管理要点见表 2-1-2：

表 2-1-2　ABC 事件分类特征及管理要点

分类	占总工作总量的比例(%)	特征	管理要点	时间分配占工时比例(%)
A 类	20～30	① 最重要 ② 最迫切 ③ 后果影响大	① 必须立即做好 ② 现在就做 ③ 亲自解决	60～80
B 类	30～40	① 较重要 ② 较迫切 ③ 后果影响不大	最好自己去做、授权	20～40
C 类	40～50	① 不重要 ② 不紧急 ③ 后果影响小	主要以授权为主	0

ABC 时间管理的步骤：

（1）列清单　每天工作开始时列出全天工作日程清单。

（2）工作分类 对清单上的工作进行归类,如果是常规性工作,如晨间交班等等,即按程序办理。

（3）工作排序 根据事件的特征、重要性,以及紧急程度确定 ABC 顺序。

（4）划出分类表 ABC 类别分配工作项目、各项工作预计的时间安排,以及实际完成的时间记录。

（5）实施 首先全力投入 A 类工作,直到完成,取得效果再转入 B 类工作,若有人催问 C 类工作时,可将其纳入 B 类;大胆减少 C 类工作,以避免浪费时间。

（6）总结 每日进行自我训练,并不断总结评价。

（二）时间管理统计法

管理人员在时间控制上所遇到的困难,是一些活动或任务的范围、深度、广度难以精确掌握,解决的办法是事先拟订活动时间安排进度表。时间进度表应力求详细,尽可能地把将来发生的情况的时间安排到计划之中,并留有余地,以应对意外事件。

（三）确定优先工作的方法

利用时间运用评估,可以找出个人最佳工作时间。在一天中的各个时段人的精神及体力状况是不一样的,一般人上午精神体力最好。因此,在工作内容的安排上,可依精神体力状况而有所不同。在精力最好的时段里,宜安排须精力集中及具有创造性的活动,在精力较差的时段从事团体性活动较适宜,借助团体的人际互动,提高工作效率。

（四）养成良好的工作习惯

把类似的事情或顺便可以完成的事情集中处理。例如,把同类别的档案资料集中放在一起,便于集中查阅或存取,可以节省来回查找的时间。

运用第四代时间管理即"象限法"。第一代时间理论主要利用便条与备忘录,在忙碌中调配时间与精力。第二代时间理论强调的是计划与日程表,反映出时间管理已注意到规划未来的重要。第三代时间理论是目前最流行的,讲究优先顺序的观念,也就是依据轻重缓急设定短、中、长期目标,再逐日订立实现目标的计划,将有限的时间、精力加以分配,争取最高的效率。象限法是在前三代的基础上,兼收并蓄,推陈出新,配合个人对使命的认知,将事情分成重要紧急、重要不紧急、不重要紧急、和不重要不紧急四类,当事情来临后,先归类判断属于哪一类,再决定要不要花时间或花多少时间适宜。

（五）学会适当授权

管理者可以通过适当授权来增加自己的工作时间。授权指在不影响个人原来的工作责任的情况下,将某些责任委派给其他人(一般为下属),并授予执行过程中所需要的权力。

（六）学会掌握拒绝艺术

为使时间得到有效利用,管理者应学会拒绝艺术。因为某些事情会干扰自身工作目标的完成。多数人很难拒绝同事的一个合理的请求,但在下列情况下,管理者必须拒绝承担不属于自己工作范围的责任:

1）请求的事项不符合个人的专业或职务的目标。

2）请求的事项非自己能力所及且需花费工作以外的时间。

3）请求的事项是自身感到很无聊或不感兴趣的。

一旦承担后会阻碍个人做另一件更吸引人且有益自己的工作的请求。

（七）学会避免"时间陷阱"

为了有效地运用有限的时间，管理者必须学会避免几个经常出现的时间陷阱。其中最危险的时间陷阱是活动的轮回，即漫无目的的活动。管理者必须明确地列出有价值的工作目标，并为各目标保留执行所花费的时间，同时要获得对计划的开展有重要作用的相关人员的全力参与。在实施过程中，须定期进行阶段性的评估，并发布有关进展报告。

（八）保持心理健康

保持心理健康可使管理者有高涨的工作热情，提高办事效率。一个心理健康的人，能够做到在几分钟内从不良情绪中解脱出来，使人高效地利用时间，提高工作效率。

━━● 思考题 ●━━

1. 何为计划，完整计划包括哪些内容，计划工作应体现哪些特点？
2. 何谓目标管理，目标管理在护理工作中的应用。
3. 何为时间管理，时间管理的常用方法有哪些？试述时间管理的工作步骤。

第四章

组 织 职 能

▶▶▶▶ 学习目标 ◀◀◀◀

掌握　组织的概念、组织的基本要素及护理部在医院中的地位和作用。
熟悉　组织的基本结构及类型、正式组织和非正式组织的特点、护理组
　　　织文化的内涵。
了解　组织设计的含义和基本步骤;我国医院内护理组织系统现状。

第一节　概　　述

研究护理管理中的组织职能,首先需要明确组织、组织结构等有关概念,并理解其意义。

一、概念

组织一般解释为群众的集合体。管理学上的组织指按一定目标所形成的权责角色结构,如医院、学校、护理部、病房、护理小组等。是职、权、责、利四位一体(既有职位又有权力,既有责任又有利益)的机构。

组织是具有明确目的和系统性结构的实体,是实现目标的工具;组织为达到预定的目标和效率,内部需要分工合作并制定必用的权责机构来保证,如医院内护理组织承担特定的护理任务,设置护理部主任、科护士长、病房护士长、护士等岗位,建立各项护理规章制度,并通过岗位责任制明确各自的职责权限,构成几个层次的权责结构;组织是开放的系统,如医院护理组织存在于医院环境中,由各个相互联系、相互影响的子系统构成整体,并与其他组织发生联系,受到周围环境的影响。

二、类型

(一) 正式组织

通过设计而形成的职务或职位结构。一般有组织系统图、组织章程、职位及工作标准说明的文件。构成正式组织有 3 个必要条件:共同的目标,明确信息沟通系统和协作的意愿。如医

院内护理组织，是有共同的护理目标、正式设计的、有各层次职位结构的正式组织。

（二）非正式组织

非正式组织是不具有自觉的共同目标的成员自然的联合方式。由于地理上相邻、兴趣上相似、或者利益相同等，都可能形成非正式组织。一般均存在某种共同的准则和价值观，直接和间接地影响和制约成员的行为，对正式组织的工作效率具有重要的影响。

第二节　组　织　设　计

一、概念

组织设计是把一个单位的有关组织要素如任务、责权、工作程序等合理组合并加以制度化的动态设计过程。主要包括2个方面：①将组织总目标和需要完成的全部任务，分配到群体或个人，明确职责权限、工作程序，进行合理配置，建立有效的相互关系。②设计同时要考虑组织内部诸要素的协调和外部环境的影响。设计的结果形成组织结构。例如，病房护理组织的设计，即对护理人员的职责、权限、护理工作程序与各项工作程序科学合理地进行组合，既要考虑本病房人、财、物等内环境要素，又要考虑医院整体及专业发展的外环境因素，以及病房护理组织形成具有生命力的合理结构。

二、内容

组织设计的内容包括对个体工作设计、群体工作设计和组织结构设计。

（一）个体工作设计或职务设计

个体工作设计是管理者对职务进行设计安排，以反映组织对成员个人的技术要求及技能要求，其目的是提供高度内在激励、获得高质量工作成果、高度工作满意感和降低缺勤率与人员流动率。

（二）群体设计

由于工作性质等条件，有些工作需要组成群体组织。例如，病房护理工作，需要组成相互作用的护理人员群体。进行群体任务设计，可以促进相互协作、人员的工作满意度和潜力得到发挥。

在群体设计中需考虑到工作程序的特点、技术因素、人的社会需要等影响因素。具体设计可分为两个阶段：第一阶段明确组织任务、工作程序和人员情况，评价其相互依赖性、交往沟通的频数和共同的信息资源。第二阶段针对任务和人员构成分区，评价活动区之间的连接关系，确定执行任务的活动组，即构成各类群体。例如，病房护理工作设计，第一阶段明确病房工作任务、工作程序和人员组成；第二阶段，根据任务和护理人员相互依赖、沟通交往、信息获得情况划分工作区，可按工作要求组成几个护理组，也可按功能设计成主班、治疗班、临床护理及教学等活动组，或其他形式区域，然后评价各活动区之间的联系形式、交往关系，设计成协调的工作群体。

(三)结构设计

组织结构的核心是结构设计,要将组织设计成有较好适应性的结构,应根据这种承担任务量的大小和特点、技术复杂性、内外环境等多方面因素来考虑。

三、应遵循的原则

管理理论家提出组织设计应遵循的原则,为设计出既有效率又有效果的组织提供了有价值的参考。

(一)专业化与劳动分工原则

将全部工作划分成各种专业化的服务,再分派到群体或个人,形成不同的部门。例如,医院护理服务,可按内、外、妇、儿等专业及消化、呼吸、内分泌、心血管等专业划分成不同病房;也可按急性期、恢复期等不同时期患者划分病房,护理工作以此分派到群体或个人。合理分工是组织设计的核心。劳动分工使不同职员持有的多样技能得到有效的利用。

(二)等级原则

将组织的职权、职责按上下级关系划分。上级指挥下级、下级听从上级指挥,组成垂直等级结构,实现统一指挥。如护理组织可划分为"护理部—科护士长—护士长—护士"垂直等级结构。

(三)目标统一原则

原设计的每个部门均须有助于组织目标的实现。各部门和科室的分目标必须服从组织的总目标。例如,病房、门诊、供应室、手术室等护理单位均需成为有助于完成全员护理总目标的分组织。

(四)责权一致原则

组织中的一些部门或人员所负责的任务,应赋予相应的职权,即职权和职责保持对等;所授职权不能小于也不能大于所授的职责,否则无法保证任务的完成或给滥用职权造成机会。职权是与职务相伴随的。职责也分为执行职责与最终职责,即授权时授予相应的职责应是执行职责,最终职责永远不能下授,即授权者对他授权对象的行动负有最终责任。

(五)管理宽度原则

管理宽度是指管理人员有效的监督、指挥、管辖其直接下属成员数量的限度。此原则要求所设计的组织部门或岗位管理宽度要适宜,是组织设计中的重要依据之一。例如,护理管理中护理部主任、科护士长、护士长的管辖幅度要适当。如管理幅度过宽,管理的人数过多,任务范围过大,使护理人员接受的指导或控制受到影响,管理者就会感到工作难度较大。如管理宽度过窄,又会使管理者不能充分发挥作用,造成人力浪费。

影响管理者宽度的因素较多,如护理人员的素质、技术水平、经验;管理者的能力;所需完成的工作类型、性质及特点,均影响管理宽度。因此,应根据具体条件确立适当的管理宽度,以提供有效的监督和管理。

（六）最少层次原则

组织结构做到合理、有效地运转，其管理层次应尽量的少，层次增多会增加沟通的困难。组织层次的多少与管理宽度相关，相同人数的组织，管理宽度大则组织层次少，反之则组织层次多。设计管理宽度及组织层次时应结合考虑。

（七）权变原则

传统管理认为理想化的组织结构即机械式组织。此类组织的管理者以规则、条例和正规化来进行控制，可加强组织稳定性和预见性。而现代管理者并不存在唯一的"理想"组织结构适合所有的情况，应根据各种权变因素进行理想的组织设计。

（八）稳定适应的原则

稳定是指组织内容结构要有相对的稳定性，这是组织工作得以正常运转的保证，但组织稳定是相对的，建立起来的组织不是一成不变的，随着组织工作内外环境的变化作出适应性的调整。组织既稳定又灵活，能在多变的环境中生存和发展。

（九）精干高效原则

组织必须形成精简高效的组织结构形式，以社会效益和经济效益作为自身生存和发展的基础。

（十）执行与监督分设原则

执行机构与监督机构分开设立，赋予监督机构相对独立性，才可能发挥作用。在组织运行过程中，必然会出现各种各样的问题，如何保证这些问题得到及时发现和解决，就需要监督机构的有效监督。监督的力度及有效性取决于监督机构的独立性。

总之，组织结构的设计和建立应做到：①组织中的每个成员，都明确个人的任务、总体的任务及个人在组织中所处的位置；②应能使个人、工作群体的注意力和活动均指向整体组织的绩效和工作成果，即组织结构应有利于工作成效；③结构应能加速和增强科学制定决策的程度；④组织结构建立以后，需要保持相对稳定阶段，并要有高度的适应性，既稳定又灵活，能在多变的环境中生存和发展；⑤组织设置要能帮助成员在工作中学习与发展，培养出未来的领导人，并能适应新的形势和形成新的观念。

第三节　组织结构

一、概念

组织中对各个组成部分的搭配和排列称为结构。组织结构是表现组织各部分排列顺序、空间位置、聚集状态、联系方式以及各要素之间相互关系的一种模式，是执行管理任务的结构。

组织结构在管理系统中起到"框架"作用，就像人类由骨骼确定体型一样，组织也是由结构来决定其形状。组织结构使组织中的人流、物流、信息流正常流通，组织目标的实现成为可能。组织能否顺利达到目标和促进个人在实现目标过程中作出贡献,在很大程度上取决于组织结构的完善程度。因此这种结构设计是组织管理中的关键而重要的内容。组织结构可分为三种成分,如下所述。

1. 复杂化

复杂化指的是组织分化的程度。一个组织越是进行精细的分工,具有越多的纵向分化层次,单位的地理分布越是广泛,则协调人员及其活动就越是困难。

2. 正规化

正规化是指组织依靠规则和程序引导员工行为的程度。一个组织使用的规章条例越多,其组织机构就越正规化。

3. 集权化

集权化是考虑决策制定权力的分布。组织中主要的计划权、决策权由最高行政管理者所有,或管理者把职权和决策集中于上层组织中为集权。

二、组织图

不同类型的组织结构可用组织图加以描述。

组织图又称组织树,是用图表形式表明正式组织整体结构、各个组织部门职权关系及主要功能。其垂直形态显示权利和责任的关系,水平形态表示分工与部门化的情况,见图2-2-1护理组织图。

组织图可为护理组织者提供该组织的信息。例如:

(1)指挥关系 图中直线显示组织各部门或职位之间垂直指挥及管辖关系。

(2)指导关系 虚线显示部门及职位之间虽没有指挥关系,但在业务上有指导关系。

(3)各部门的水平划分 是明确各部门、各职位的分工和各自必须执行的基本任务。

(4)人、财、物的流向 垂直关系可显示人、财、物的流向,一般自上而下流动。

(5)管理的功能与范围 根据组织规模和部门、职位名称,可显示专业化与组织分工、各部门和功能与控制范围。

(6)集中与分散 图中还反映组织划分的层次、各部门、人员的集中与分散状况。

(7)组织的规模 图的复杂情况和部门分工,可判断出组织规模。

三、基本类型

一般的组织结构有5种基本类型,即直线型、职能型、直线-职能参谋型、矩阵式以及委员会组织。管理人员在这些类型的机构框架中协调人们的活动。但在现实中,大部分组织并不是纯粹的一种类型,而是多种类型的综合体。

(一)直线型

直线型(rure line structure)又称单线型,如图2-2-1所示。其特征是结构简单而权力明显,职权从组织上层"流向"组织基层。下属人员只接受一个上级的命令,所有的人均明确上下级的关系。优点是个人责任和权限明确,工作间的联系协调较少,容易较迅速作出决定,便于统一指挥,提高工作效率。局限性在于它的组织结构较简单,只有在组织规模不大、职工人数不多、管理工作比较简单的情况下才适用。但是当组织规模较大、业务较复杂时,管理职能集中由一人承担,对管理者业务素质要求高。例如,规模较大的医院中,临床护理、教学、科研等多项复杂的管理活动由一人负责比较困难。另外,权力高度集中于最高领导人,有造成职权者滥用职权的倾向。

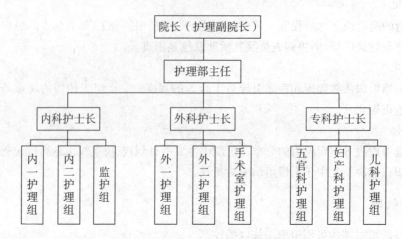

图 2-2-1　直线型组织结构示意图

（二）职能型

职能型(functional structure)又称多线型,如图 2-2-2 所示。职能型组织结构是泰罗最早提出的。职能部门或岗位是为分管某项业务而设立的单位,有一定职权。各职能部门在分管业务范围内直接指挥下属。优点是管理分工较细,提高了管理的专业化程度,能充分发挥职能机构专业管理作用,减轻上层管理者负担。缺点是多头领导,不利于组织统一指挥;职能机构横向联系差;当环境变化时适应性差。实际工作中纯粹的此类型组织结构较少。

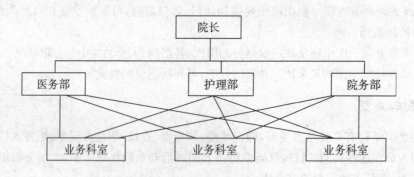

图 2-2-2　职能型组织结构示意图

（三）直线-职能型

直线-职能型(line and staff structure)如图 2-2-3 所示。此类型综合了直线组织和职能组织形式的特点,是目前广泛采用的组织结构。特点:①各单位的行政负责人统一负责管理本单位全部业务工作,并直接对上级负责;②根据需要为各层管理者配备了职能机构或专业人员,作为该级负责人的参谋或助手;③各级行政负责人实现自上而下的逐级领导,一般不应越级指挥;

④授予职能部门一定的决策、协调、控制权力;⑤权力高度集中,参谋助手一般只能对下级结构进行业务指导而不是直接进行指挥和命令,凡不能在一个部门内作出决定的问题,最后均由上层负责人解决。

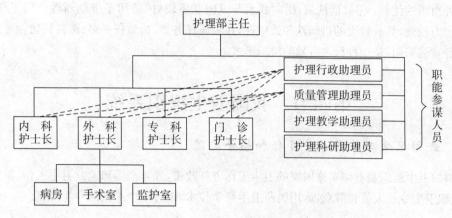

图2-2-3 直线-职能型组织结构示意图

这种组织结构的优点是职能机构和人员按管理业务的性质分工,分别从事专业管理,这样可以发挥具有专门技术业务人才的特长,弥补了直线型组织结构形成的不足,减轻了高层领导人的管理负担。其不足是组织内信息沟通比较困难,管理者需花较多的时间进行协调。因此不适用于多品种生产规模较大的组织,也不适宜创新性工作。

(四) 矩阵型

矩阵型组织结构是在直线-职能型组织结构建立的垂直形态组织系统基础上,再增加一种横向的领导系统,即形成组织目标管理与专业分工管理相结合的组织,如图2-2-4所示。矩阵组织机构在职能机构方面按业务管理性质分设。如医院在一定时期内都有中心工作,如创等级医院、建专科中心、战备保障等,要求多个职能部门通力协作才能完成,就需要设立临时性和常设性机构。这些机构的人员一般从职能或业务科室抽调,组成一个为完成特定规划任务的工作小组或委员会。这种工作小组构成了一个横向的领导系统。此组织中命令路线有纵横两个方面。直

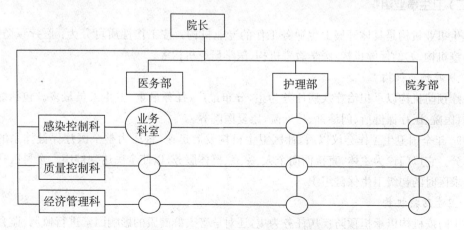

图2-2-4 矩阵型组织结构示意图

线管理部门有纵向指挥权，按职能分工的管理者有横向指挥权，由此形成矩阵型组织结构。其下属人员必须同时接受两方面的领导，即在业务方面接受原单位的垂直领导，在具体规划任务方面，则接受该规划任务负责人领导。临时机构在该任务完成后，人员即可回原单位。

这种组织的优点：①灵活性强，横向联系与纵向联系较好，适用于带创新性质的工作；②综合协调能力较强，具有较大的机动性和适应性，在科研任务多、抢救任务多、医教研防业务复杂的医院中经常被采用，是一种行之有效的组织形式。

第四节　我国卫生组织系统

一、我国卫生工作的奋斗目标和指导思想

我国的卫生组织是贯彻实施国家的卫生工作方针政策，领导全国和地方卫生工作，制定具体政策、组织卫生专业人员和群众，运用医药卫生科学技术，推行卫生工作的专业组织。

二、我国的卫生组织分类

在以防治疾病、保障人类健康和提高人口素质为主要任务的医药卫生领域，设置合理的、必要的卫生组织机构，使管理对象构成系统，是卫生事业管理中的主要手段和基础。按照性质和职能，我国的卫生组织的设置大致可以为3类：卫生行政组织、卫生事业组织和群众卫生组织。

（一）卫生行政组织

卫生行政组织是贯彻实施党和政府的卫生工作方针政策，领导全国和地方工作，编制卫生事业发展规划，制定医药卫生法规和督促检查的机构系统。中央有国家卫生计生委；省、市、自治区设省（市）、自治区卫生计生委；省辖市设市卫生计生委；市、县、区设市（县、区）卫生计生委；在乡镇或城市街道办事处设卫生专职干部，负责所管辖地区的卫生工作。

各级卫生行政组织的主要任务：贯彻党和国家的方针、政策和各项规章制度，按照实际情况因地制宜地制定卫生事业发展规划，并监督检查。调查了解实际情况，总结推广、交流经验。

（二）卫生事业组织

卫生事业机构是具体开展卫生业务工作的专业机构。按工作性质可分为：医疗预防机构、卫生防疫机构、妇幼保健机构、医学教育机构、医学研究机构等。

1. 医疗预防机构

医疗预防机构以承担治疗疾病任务为主，分布最广、任务最重、卫生人员最多。包括综合医院、专科医院、医疗保健所、门诊部、疗养院、康复医院等。

1996年全国卫生工作会议以后，社区卫生机构发展迅速，将成为整个医疗保健体系的重要组成部分。它以门诊为主体，直接面向个人、家庭、群体服务，以使全民达到健康。全科医疗是基层群众求医时的初级卫生保健组织。

2. 卫生防疫机构

卫生防疫机构以承担预防疾病任务为主，还对危害人群健康的影响因素进行监测、监督。包括各级卫生防疫站，寄生虫病、地方病、职业病防治机构及国家卫生检疫机构。

3. 妇幼保健机构

妇幼保健机构承担妇女、儿童保健任务,包括妇幼卫生院(所、站)、产院、儿童医院等。计划生育专业机构,如计划生育门诊部、咨询站等亦属妇幼保健机构。

4. 有关药品、生物制品、卫生材料的生产、供销及管理、检定机构

有关药品、生物制品、卫生材料的生产、供销及管理、检定机构包括药品检验所、生物制品研究所等。承担保证安全用药任务。

5. 医学教育机构

医学教育机构由高等医学院校、中等卫生学校及卫生进修学院(校)等组成。是培养、输送各级各类卫生人员,对在职人员专业培训的专业组织。

6. 医学研究机构

推动医学科学和人民卫生事业的发展,为我国医学科学的发展奠定基础。包括医学科学院、中医研究院、预防医学中心等。此外,各省市自治区也成立了医学科学的分院及各种研究院。医学院校及其他卫生机构也附有医学研究所(室)。

(三) 群众卫生组织

1) 由国家机关和人民团体的代表组成、以协调有关方面力量、推进卫生防病的群众卫生组织。如爱国卫生运动委员会、血吸虫病或地方病防治委员会。由各级党政组织负责人参加,组织有关单位、部门支持共同做好卫生工作。

2) 由卫生专业人员组成的学术性团体。如中华医学会、中华预防医学会、中医学会、中华护理学会等。这类组织以组织会员学习,开展学术活动,提高医药卫生技术,交流工作经验为主要任务。

3) 由广大群众卫生积极分子组成的基层群众卫生组织,以发动群众开展卫生工作,宣传卫生知识,组织自救互救活动,开展社会服务活动和福利救济工作等为主要活动内容。在各级政府领导下,在中国红十字会统一组织下,遍布全国城乡基层单位的红十字会,是基层卫生组织的主要力量。

三、中华护理学会和卫生部护理中心

1. 中华护理学会

中华护理学会(Chinese Nursing Association,以下简称学会)是我国卫生系统中由护理科技工作者组成的专业学术性群众团体。是全国性的护理学术组织。是中国科学技术协会所属的一个专门学会,受卫生部和中国科协双重领导。

学会成立于1909年,原名"中国护士会",1936年改称"中华护士学会",1964年改名为"中华护理学会"。曾于1922年参加国际护士会,成为第11个会员国。自成立以来,学会经历了旧中国和新中国建立后的两个主要历史时期。

全国会员代表大会是中华护理学会的最高领导机构,其闭会期间,理事会是领导机构。理事会设理事长、副理事长、秘书长;常务理事若干人组成常务理事会,日常负责行使理事会职责。理事会下设各种工作委员会(或部),如学术、科普与教育、刊物编辑、组织、国际学术交流工作委员会及护理行政管理、护理教育、内科护理、外科护理等专业委员。

学会在全国31个省、直辖市、自治区和香港、澳门特别行政区设有地方护理学会。

中华护理学会的主要任务:团结广大护理工作者,积极加强学会组织建设,组织国内外护理

学术交流,推动护理学科普及,协助提高护理教育,开展在职护士培训,发挥卫生行政部门的咨询和助手作用,提出合理化建议,编辑出版期刊和专业图书,以及维护护理科技工作者的合法权益等。

学会在为促进我国护理学科的繁荣和发展,为培养护理科技人才的成长和加强全国护士队伍的建设等方面均做出了积极的贡献。改革开放以来,与国外护士团体和专家、学者积极联系、友好交往,促进了世界护理信息的交流。通过开展活动,学会成为党和政府联系广大护理科技工作者的纽带,为推动护理事业前进做出了很大贡献。

2. 卫生部医院管理研究所护理中心

卫生部医院管理研究所护理中心原名"卫生部护理中心",卫生部1984年9月以〔84〕卫医字第29号文批准建立,挂靠于中国首都医科大学(现协和医科大学),其建制属协和医科大学,业务上受卫生部和协和医科大学双重领导,人员、财务、后勤等委托协和医院代管。1985年,卫生部正式批准护理中心2 000平方米建筑面积,后因协和大院面积受限,基建面积不能落实,于1990年卫生部以卫医发〔90〕第28号文将护理中心转挂靠于北京医科大学,护理中心的在编人员随护理中心调往北京医科大学(现北京大学医学部)。2000年国家机构改革期间,卫生部将护理中心并入卫生部医院管理研究所,作为该所的护理管理研究部。

主要任务：①配合卫生部推动护理教育与临床护理工作的改革(医院、社区)；②配合卫生部开展护理相关政策、法规、规划、标准和规范的基础研究；③承担卫生部国际合作项目,开展护理方面的国际交流；④参与本所医院管理研究项目中护理相关课题的研究；⑤具体负责《中国护理管理》杂志的出刊工作。根据卫生部1984年关于"护理中心应为卫生部领导全国护理工作的主要参谋机构"的要求,还承担：①负责我国护理教育和临床护理质量控制和技术指导；②开展护理科学研究；③组织一定范围内的护理教学师资及在职护理骨干的培训工作。

四、医院组织

医院是当今社会中医疗卫生机构的主体形式,目前我国护理人员主要分布在各级各类医院中开展护理活动。为此,护理管理者有必要了解医院组织的一般情况。

(一) 概念

随着医院在社会发展、人类生存繁衍和进步中的作用日益明显,医院的概念和功能也在发生着重大变化。

医院是以诊治疾病、照顾患者为主要目的的医疗机构。其概念为：医院是对群众或特定的人群进行防病治病的场所,备有一定数量的病床设施、相应的业务人员和必要的设备,是通过医务人员的集体协作,以达到对住院或门诊患者实施科学和正确的诊疗、护理为目的的医疗事业机构。以上概念对医院的服务对象、职能工作、基本条件、协作特点及机构性质作了高度的概括。

1. 基本条件

医院的工作对象主要是患者。医院对患者的生命和健康负有重大责任。构成一所医院必须具备以下基本条件如下。

1) 医院以实施住院诊疗为主,并设有门诊部。

2) 应有正式病房和一定数量(按医院分级管理标准,不得少于20张)的病床设施。应具备基本医疗、休养环境及卫生管理设施。

3）应有能力对住院患者提供合格的护理和基本生活服务，如营养、餐饮服务等。

4）应有基本医疗设备，设有药剂、检验、放射、手术及消毒供应等医技诊疗部门。

5）应有相应的、系统的人员编配。包括医务人员和行政、后勤人员，构成整体医疗功能。

6）应有基本的工作制度，如查房、病历书写、各种技术操作、消毒隔离等医疗护理制度，以保证医疗质量和患者的安全。

2. 现代医院的概念

随着医学模式的转变，健康观念及医疗保健时代的发展，需要用全新的观念去理解医院，特别是现代医院。

现代医院是以收容住院为主要形式，按照防治结合的原则，实施综合治疗，开展对人群生活的全面指导、监督和保护，从而提高人的健康素质为目的的医疗卫生机构。

医院以收容住院为主，对患者的治疗还有门诊、家庭病床等形式，对人群有集体检诊、卫生指导等功能。防治结合是医院职能的扩大，尤其是在三级预防中的二、三级预防中，医院更负有直接的责任。综合治疗包括技术的、心理的、社会的各方面，是根据联合国世界卫生组织（WHO）关于"健康不只是没有疾病或缺陷，而且是身体、精神和社会的完好适应状态"而提出的。对人群生活的全面指导、监督和保护，医院则作为社区卫生服务网络的一部分，包括对社会团体、人群生活环境和个人自我保健两个方面。

以上现代医院的概念丰富和补充了一般医院概念，具备现实和长远意义。

（二）医院的特点及管理

医院的特点反映医院工作的规律。其特点是：以患者为主要服务对象，组织医务人员以医疗技术诊治疾病和护理患者，是医院系统区别于其他系统的本质特点；现代医院还具有对人群和个人提供增进健康、预防疾病、康复和长期服务等多种职能的特点。

从医院的基本特点出发，在管理上应注意其特殊要求：

1）医院工作必须以患者为中心。医院工作的对象是人，医疗活动经常涉及人体健康甚至生命。在复杂的各项工作中应以患者为中心，一切为了患者。

2）医院要重视医疗质量，提高医疗技术水平，树立良好的医疗作风和具备高尚的职业道德。对患者诊疗护理和处置，要树立"质量第一、安全第一"的思想。

3）医院工作科学技术性强。要求医务人员有全面的理论知识，熟练的技术操作能力和丰富的临床经验，因此应重视人才培训和技术建设，注意设备的装备、更新和管理。

4）医院应具有多种专科技术人员和医护、医技分工协作配合，发挥整体协调与合作功能。

5）医院要对患者提供多方面服务。提供诊疗的同时，要科学地、全面地照顾患者。如除了要进行生活护理、精神心理护理、临床营养治疗，还要安排整洁、安静、优美、舒适、安全的休养环境等。

6）医疗工作随机性大，规范性强。患者病情千变万化，必须强调对患者病情严密观察，及时处理，具有应对意外的能力。在工作程序、技术操作上严格规范，一丝不苟。

7）医院工作时间性强。诊治、抢救既要求及时性，又要求连续性。连续性是指医疗护理活动及其支持、配合的不间断性。

8）医院工作社会性、群众性强。服务范围广，应满足社会对医疗的要求，同时也应争取社会的支持。

9）医院医疗工作有些是脑力劳动，有些是脑力和体力相结合的复合型劳动，是复杂的创造型劳动。要调动医务人员的积极性、主动性和创造性，发挥医务人员的内在动力。

10）医院工作首要的是强调医疗效果，即社会效益，同时也要讲求经济效益，防止片面追求经济收益而忽视社会效益的倾向。

（三）医院的类型

医院有各种类型，参见表2-2-1。

表2-2-1 医院类型

划分条件	类型
按收治范围	综合医院、专科医院、康复医院、儿童医院、中医医院、职业病医院
按地区	城市医院（市、区、街道医院）、农村医院（县、乡、镇医院）
按特定任务	军队医院、企业医院、医学院校附属医院
按所有制	全民所有制医院、集体所有制医院、个体所有制医院、中外合资医院
按卫生部分级管理制度	三级（一、二、三级）十等（三级医院增设特等）

注 上表有的医院兼有几种类型。

综合医院是各类型医院的主体。为满足诊疗各科疾病的要求，一般应设有一百张以上病床。综合医院采取对各科疾病进行诊疗的体制，但重点是收治急性病。综合医院有利于发挥现代医疗的多学科协作会诊、治疗功能。

1989年开始，我国试行医院分级管理制度。按此制度，全国各类医院按功能和任务，划分为三级十等。医院分级情况如下：

1. 一级医院

直接向一定人口的社区提供预防、医疗、保健、康复服务的基层医院、卫生院。

2. 二级医院

向多个社区提供综合医疗卫生服务和承担一定教学、科研任务的地区性医院。

3. 三级医院

向几个地区提供高水平专科性医疗卫生服务和执行高等教学、科研任务的区域性以上的医院。

在各级卫生部门、行政部门的规划与指导下，一、二、三级医院之间建立并完善双向转诊制度和逐级技术指导关系。

（四）医院的功能

医院的功能即是医院的任务。卫生部颁发的《全国医院工作条例》指出医院的任务是"以医疗为中心，在提高医疗质量的基础上保证教学和科研任务的完成，并不断提高教学质量和科研水平，同时做好扩大预防、指导基层和计划生育的技术工作"。医院的功能有：

1. 医疗

医疗是医院的主要功能。医疗工作以诊疗与护理两大业务为主体、医疗辅助业务密切配合，

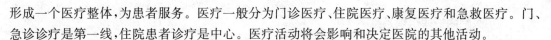

形成一个医疗整体,为患者服务。医疗一般分为门诊医疗、住院医疗、康复医疗和急救医疗。门、急诊诊疗是第一线,住院患者诊疗是中心。医疗活动将会影响和决定医院的其他活动。

2.教学

任何医院均有此功能,即培训医务人员和其他人员。医学教育的一个显著特点是:学校教育只是一个部分,必须经过毕业后教育才能培养成为一个合格医生、合格护士(师)。临床医学和护理是实践医学,完成完整的医学教育必须包括医院。随着医学的发展,医护人员的终身在职教育也是医院应具有的培训教育功能。

3.科学研究

科学研究是医院提高业务水平的需要,也是发展医学科学的需要。临床医疗实践中蕴藏着无数的科研课题。

4.预防和社会医疗服务

医院不仅治疗患者,而且要进行预防保健工作,开展社会医疗服务,成为人民群众健康服务的活动中心。要扩大预防,指导基层,开展计划生育的技术工作,还要进行健康咨询、门诊和体格检查、疾病普查、妇幼保健指导、卫生宣传教育等。医院必须通过临床预防医学工作对社会保健做出贡献。

以上四功能是互相联系,相辅相成的。应以医疗为中心、医疗与其他三项功能相结合,围绕医疗工作统筹安排,全面完成各项任务。

五、我国的护理组织系统

国内外均已充分证明由于护士工作的专业特点和专业需要,应建立健全科学的护理组织和管理系统,目前我国护理组织及其管理体制情况如下。

(一)各级卫生行政组织中的护理管理机构

我国卫生行政组织中的护理管理系统近些年才逐步建立,是总结护理工作的经验教训,参考国外做法,为改进护理管理工作采取的一项措施。但与发达国家相比,差距仍很大。我国现已初步形成的护理管理系统如下所述。

1.国家卫计委护理管理机构

国家卫计委下设的医政医管局护理处是主管护理工作的职能机构。负责为全国城乡医疗机构制定和组织实施有关护理工作的政策、法规、人员编制、规划、管理条例、工作制度、职责和技术质量标准等;配合教育、人事等部门对护理教育、人事等项工作进行管理;并通过卫生部医院管理研究所护理中心进行护理质量控制和技术指导、专业骨干培训和国际合作交流。

2.各省、自治区、直辖市及其各级卫生行政部门的护理管理机构

各省(市)、自治区卫计委均有一名主任分管医疗和护理工作。除个别省市外,地(市)以上卫计委(有些省称卫生局或人口计生委)普遍在医政处(科)配备一名主管护师(或主管护师以上职称)全面负责本地区的护理管理,并根据条件和需要,配备了适当的助手。部分县卫计委也配备了专职护理管理干部,对加强护理管理工作发挥了重要作用。

为加强护理专业技术指导和质量控制,充分发挥专业人员的作用,各省、自治区、直辖市卫计委重视加强了各级护理学会的工作,支持他们积极开展学术活动。有的学会在卫计委领导下,吸收有专长和经验的护理骨干组成"护理专业技术管理委员会",协助卫生行政部门开展护理技术指导和质量控制。

（二）医院内护理组织系统

1. 医院护理组织系统现状

根据卫生部规定,医院护理组织及其指挥系统设置情况如下:

(1) 护理部(或总护士长)　县和县以上医院设护理部,实行院长领导下的护理部主任负责制。要求500床以上的医院积极创造条件,配备专职的护理副院长,并兼任护理部主任,另设护理部副主任2名;300～500床,或不足300床的医院,设总护士长1名。

(2) 科护士长　100床位或设有3个护理单元以上的科室,以及任务繁重的手术室、急诊室、门诊部,设科护士长。科护士长在护理部主任的领导和科主任的业务指导下,全面负责本科的护理管理。

(3) 护士长　护士长是医院病房和其他基层单位(如门诊、急诊、手术室、供应室、产房、婴儿室、ICU等)护理工作的管理者。病房护理管理实行护士长负责制。护士长在护理部主任(或总护士长)、科护士长领导和科主任业务指导下工作,护士长与主治医师(医师组长)共同配合负责病房全面管理工作。

根据管理宽度原则,病房一般设30～50张病床为宜。在其他独立的护理单元有5位以上护理人员时,应设护士长1名。护理任务重、人员多的护理单元,设副护士长1名。

目前我国医院均已实行护理部主任、科护士长、护士长三级管理或总护士长、护士长两级管理的护理指挥系统。

综合医院护理组织及指挥系统示意图见图2-2-5和图2-2-6。

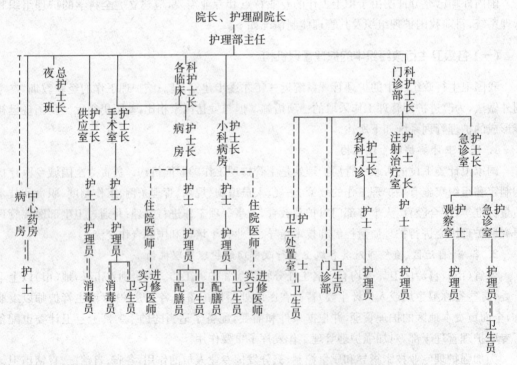

图2-2-5　综合医院护理组织及指挥系统示意图

注　1) —:领导关系;┅:指导关系;其余为护理部与相关科室双重领导。
　　2) 手术室可由护理部直接领导,也可由外科科护士长领导。

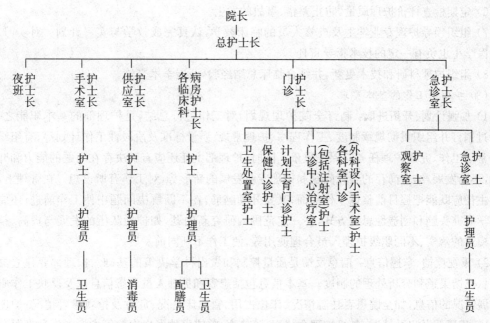

图2-2-6 综合医院护理组织及指挥系统示意图

2. 护理部的地位与职责

（1）护理部的地位、作用 护理部是医院管理中的职能部门，在院长或主管护理的副院长领导下，负责组织和管理医院的护理工作。它与医务、行政、教学、科研、后勤管理等职能部门并列，相互配合，共同完成医院各项工作。护理部在护理垂直领导体制中有指挥权，这对加强护理管理，提高指挥效能有重要意义，但该指挥权属院长职责范围，是院长"授予"的。

护理部在医院管理和完成医疗、教学、科研和预防保健任务中具有重要作用。医院工作的质量，是医、护、教、研、防等各方面工作质量的综合反映。护理部对全院护理人员进行统一管理，通过制定各种护理技术操作规程和疾病护理常规，确立各项护理质量标准，建立完善的工作制度和规范，以及计划、培训各级护理人员等措施，以保证各项任务的完成，并不断提高护理质量。

（2）护理部主任（总护士长）基本职责

1）在院长或护理副院长的领导下，组织和管理护理部，负责全院的护理业务和行政管理。参加科主任以上人员的会议及医院学术委员会、事故鉴定委员会、药事委员会、医院感染管理委员会等组织活动。

2）负责制订护理工作的长远规划和根据医院中心任务安排具体计划，并组织落实。

3）负责制订和修改全院护理规章制度、护理常规、技术操作规程、质量标准等，并组织实施。检查指导工作，不断分析评价、提高、创新。

4）建立和健全护理组织系统，合理配备人员，与人事部门合作对护理人员的调动、任免、晋升、奖惩。实施护理人员教育与业务技术训练，提高护理管理人员和护士的素质。

5）教育护理人员热爱专业，关心他们的思想、工作和生活，协助解决实际问题，以充分调动积极性。

6）定期检查评价护理质量，防止差错、事故的发生。

7）组织领导护理专业学生及进修人员的临床教学，认真完成教学与实习计划。对实习、进修的医学生也负有一定的技术指导责任。

8）组织护理科研和技术更新，并结合临床总结经验，开展学术交流。

（3）护理部工作的基本要求

1）加强计划、开拓进取：制订全院护理规划、对工作进行总结，是护理部的基本职能之一。应通过制订并组织贯彻规章制度、工作程序、护理常规、质量标准及阶段性工作计划等，有组织地开展常规工作，完成护理任务并保证质量。同时，护理部主任还应有解决存在问题的能力和开拓精神，不断发展，结合尚存的实际问题和护理专业发展的新形势，对工作有所设想。在管理上，护理部主任应既能把握目前整体工作局面；又要开动脑筋，在不断解决问题中使工作前进；还要具有科学研究头脑和创造性思维方式，在一定范围内研究新问题，如护理队伍的发展与提高、整体护理模式的落实、不同职级护理人员合理使用等，使工作不断向前发展。

2）重视反馈、掌握信息：信息反馈是质量控制和做出科学决策的基础。护理部要建立灵敏的信息反馈渠道和分析处理的制度。基本信息包括患者和护理人员动态信息以及反映工作质量和进展情况的信息，如全院患者住院情况、床位占用、暂空床情况、危重及抢救患者情况；护理人员排班、病事假及出勤情况；各级护理合格率、陪住率、差错事故发生次数等指标。信息来源有多种途径，如各科、各病房工作日报表、统计、汇报和记录；护理文件和患者有关资料；工作计划、总结、质量检测登记及分析；还可通过巡视直接获取信息和利用计算机护理信息系统。

3）培训骨干、建设梯队：护士长是第一线管理者，是护理队伍的骨干，是护理部完成各项任务和实施计划的有力助手。加强对基层管理者的管理，是提高队伍建设、完成任务的关键，是工作的重要环节。为此，应注意做好护士长队伍的配备、调整、培养、使用、训练、考核及梯队整体建设工作。

4）继续教育、提高素质：保证人员质量，不断提高护理队伍素质，是"人本原理"的重要思想。护理管理者及其下属的素质越高，对所担负的职责和任务越能胜任，越减少出现偏差，越能保证护理质量和任务的完成。护理专业很多新的理论与技术需要通过继续教育与训练使护理人员学习与运用。因此，要非常重视队伍培训，既要重视医德、医风等思想教育，也要重视业务、技术素质教育。

5）引导激励、沟通协调：随着护理教育的发展及人事制度的改革，护理队伍的结构已经发生和将会发生很大的变化。在学历、职称、流动性、来自不同地域的组成等方面将更具有异质性，护理人员所受的教育训练更多，而心理需要、工作风格及生活方式将出现多样化的情况。由于护理模式的转变，护理人员工作的复杂性增加，要求的科学知识和技术水平更高，如在贯彻护理程序中，将比管理者更清楚面对患者的具体情况如何把工作做得更好。这就要求护理管理部门要面对新形势转变思维方式和风格，对过去的管理方式和控制为主的稳定原则转变到以人为本的人性化管理方式，增加激励、引导、参与、授权，提高管理水平。

由于迅速变革的环境，要求组织职能更灵活和迅速做出反应，原来单一的垂直领导的行政组织有些不能适应。在很多医院里改变为以"块"为主的科主任负责制和护理部垂直领导的"条块结合"的管理局面，这就要求护理部要转变观念，增强灵活性和适应性，做好协调沟通，使护理指挥系统在与医院其他系统的交往和协作中提高主动性和工作效能。

6）重视考核、管理质量：对人员及工作质量的管理是护理管理的核心。护理部要根据质量管理的要求,确立本单位明确的质量标准,经常和定期对人员进行考核,对护理质量和技术水平进行评定。既要重视医院内外评审组织的考查评价,更要重视来自患者、医生及社会的反映,使内外评价相结合。要向全面质量管理(TQM)的趋势不断改进工作。

7) 深入科室、掌握实际:深入科室和病房,掌握第一手资料是加强管理的好办法。可以了解实际情况、加强面对面的领导、发现问题及影响因素、密切上下级关系、避免官僚主义和正确做出决策等。例如,参加科室交接班、巡视病房、参加护理查房、召开工作座谈会、轮流下科室中蹲点、个别访视患者、对新开展的业务、大手术、危重患者抢救等现场指导,以及经常性地检查规章制度和护理常规执行情况等,都是深入一线的有效方法。

此外,加强护理部的自身建设以及建立必要的工作制度,如会议、表彰、经验与学术交流制度等,使工作秩序井然,也都是护理部工作的基本要求。

第五节 组 织 文 化

一、概念

广义的组织文化是指企业在建设和发展中形成的物质文明和精神文明的总和。包括组织管理中硬件和软件,外显文化和内隐文化两部分。狭义的组织文化是组织在长期的生存和发展中所形成的为组织所特有的、且为组织多数成员共同遵循的最高目标价值标准、基本信念和行为规范等的总和及其在组织中的反映。

具体地说组织文化是指组织全体成员共同接受的价值观念、行为准则、团队意识、思维方式、工作作风、心理预期和团体归属感等群体意识的总称。

二、护理组织文化

护理组织文化是现代医院管理的重要内容,它是医院这一特殊社会群体在一定历史条件下,在为人类提供保健服务的实践过程中所创造的全部物态服务文化和意识服务文化的总和。近年来医疗实践证明,在同一地区,特别是规模相同、功能相同、技术水平相近的医院间的竞争已相当激烈。因此,护理组织文化中的服务意识、服务态度、服务效率、服务艺术、服务氛围成为竞争的焦点。对于与人的性命相关的医院来说,"以人为本"的理念不但体现在医疗过程中对患者从人的角度而非疾病载体的角度去对待,也体现在医院内部在文化建设中对个体而非对一个空泛的群体的关注。所以把培养一支懂得尊重同事与患者、关心身边人、有着良好职业道德的工作队伍作为增强医院文化建设的人性色彩的重要内容,是医院倡导"关怀、服务、以患者为中心"的基础。

(一)内涵

医院文化是由物质文化、行为文化、制度文化和精神文化所构成的。物质文化包括院容院貌、患者的就医环境、医院员工的服饰仪表等,构成了医院文化的硬件外壳,集中表现了医院在社会的外在形象;行为文化是医院员工在为患者服务和内部人际交往中产生的活动文化,反映了医院的经营作风、精神面貌、人际关系方式等,是医院精神的动态反映,成为医院文化的软件环境;制度文化,它成为医院文化软、硬件外壳的支撑,是医院文化中的强制性文化;精神文化是医院文化中的核心层,它是医院在经营管理中形成的意识形态和文化观念。四个层面文化之间的关系式：精神文化通过制度文化表现，支撑起医院员工的行为文化，构造出医院表层文化的实物外貌，并从中体现出医院的核心文化层。

护理组织文化是护理组织所特有的一种群体文化，是为全体护理人员所接受的价值观念和行为准则，它决定着护理经营管理的决策、领导风格以及全体护理人员的工作态度和工作作风。搞好护理组织文化建设，对提高护理质量、加强院内护理管理具有重要意义。

（二）内容

护理组织文化是在一定的社会文化基础上形成具有护理专业自身特征的一种群体文化。它是在特定的环境中，全体护理人员在工作和生活中创造出来的物质和精神成果的集中表现，其内容十分丰富，包括以下几个方面：

1. 护理组织环境

组织环境包括内环境和外环境。内环境是指护理人员的工作环境和人际关系环境。任何一家医院首先要有一个适合护理人员工作和生活的环境，保证护理人员在安全、健康、文明、安定的环境中工作。在护理组织中，因护理对象是复杂的人群，提供的产品是护理服务，人际关系的和谐、稳定尤为重要。外环境是指医院所处社会中的经济、文化传统及政治等方面的环境，这是影响护理组织文化的最重要的因素之一。

2. 护理组织目标

目标不仅是一定时期内所预期达到的质量和数量指标，而且是护理服务的最佳效益的护理组织文化的期望结果。文化成果包括提高护理人员素质，造就优秀的护理专业人才。有什么样的目标，就决定了组织应建立的组织文化内涵和形式。

3. 护理组织制度

护理组织制度是医院文化建设的重要组成部分。各种组织制度不论由谁制定，其中必定存在着相关制度文化。切实可行、行之有效的各项护理规章制度是保证护理工作正常运行、协调各级各部门之间关系以及护理组织与其他组织关系的纽带，也是护理组织的宗旨、价值观、道德规范、科学管理的反映。

4. 护理组织精神

护理组织精神是护理人员对本院护理发展方向、命运、未来趋势所抱有的理想和希望，也是对护理组织前途的一种寄托。他由管理者倡导，得到全体护理人员的认同。它集中反映了护理人员的思想活动、心理状态、精神面貌，如救死扶伤、爱岗敬业、乐于奉献、团结互助、开拓进取、创新求实、科学严谨的精神等。这些精神可以达到规范护理人员的行为、提高护理组织的凝聚力的目的，是护理组织文化的象征。

5. 护理组织理念

护理组织理念是护理组织在提供护理服务过程中形成和信奉的基本哲理，是护理组织文化的重要内容。它决定了护理工作的价值取向和护理人员的奋斗目标。如某医院的护理管理的理念为：医院应致力于为患者提供高质量的照顾和合理的资源分配，使护理人员能发挥、运用其技术；医院的环境应能促进培养护理人员专业知识、创新能力、开放思想、相互合作、道德与伦理的观念；一个现代化的医院必须具备严谨的管理、精湛的技术、优质的服务和宜人的环境。

6. 护理组织形象

护理组织形象是社会公众和内部护理人员对护理组织的整体印象和总体评价，是护理服务质量、人员素质、技术水平、公共关系等在社会上和患者心目中总的印象。在护理工作中,应坚持质量、患者、利益、社会效益、信誉并重的原则。成功的护理组织形象,有利于提高护理组织的知名度,增强护理组织的凝聚力和竞争力,给护理人员以自豪感和自信心。护理组织形象是护理组织文化的外貌。护理人员的科学文化素质,特别是人的思想道德素质,要靠医院文化去陶冶、去提高。要对护理人员进行毫不利己和先人后己精神、技术精益求精精神、为人民健康服务精神的教育,成为有理想、有文化、有道德、有纪律的"四有"护理工作者。

7. 护理组织的价值观

价值观是人们对客观事物及其意义的总观点和总看法。组织的价值观是组织在运转过程中为使组织获得成功而形成的基本信念和行为准则。不同的组织有不同的价值观,护理组织信奉什么样的价值观,也就是护理组织的目标是什么? 主张是什么? 维护什么准则? 什么是组织所鼓励的? 什么是组织所反对的? 这些都会产生相应的工作作风和行为准则。价值观是组织文化的核心。

护理组织文化建设是一项系统工程,既要考虑共性要求,又要根据自身的实际情况,找出薄弱之处,重点建设。如有的医院中缺少护理专业人才,技术水平低,可把重点放在建设物质文化上;有的医院护理管理水平低,制度不健全或有章不循,秩序混乱,则可把制度文化建设作为重点。总之,组织文化建设要立足自身的主客观条件和实际需要,逐步积累,循序渐进。护理管理人员可通过价值观、组织精神、组织目标、理念等因素分析,以塑造成功的组织文化作为管理模式,将护理工作推向一个新的发展阶段。

▶▶▶▶ 思考题 ◀◀◀◀

1. 我国卫生组织的设置大致可以为哪几类?
2. 医院的种类和基本功能包括哪些?
3. 护理部的管理职能有哪些?
4. 护理组织文化的内容包括哪些?

第五章

人力资源管理

人力资源管理是复杂的管理职能,从人员规划、招聘、甄选、保持、激励、绩效考核、酬薪福利等方面进行管理。发展护理事业必须以人才为本,护理人力资源管理是护理管理的重要组成部分,是现代化医院管理的重要方面。

第一节 概 述

一、意义

1993 年以来,社会主义市场经济体制正式在中国确立,市场经济将人力资源看成是一种非常宝贵的活的资源,它一方面强调发挥人力资源的最大效益,另一方面又强调必须尊重人的合理需要。如何发挥每一个人的积极性,提高工作效率,做到人尽其才,才尽其用,首先就要抓好人员管理。

随着我国卫生体制和医疗保险制度的广泛实施,医疗机构工作面临着严峻的挑战。医院在人员管理中,对医护技各方面人员的专业、技能、职业道德等方面做出了详细的要求,从各方面满足患者的身心需要,规范医疗行为、提高医疗服务质量、保证医疗安全。医院中护理人员的服务质量,直接影响医院的医疗质量,如何加强对护理人员的管理,使之有效的任用,产生良好的工作效率是十分重要的。随着医疗卫生改革的不断深入,医疗市场竞争日趋激烈、护理专业技术人员凸显匮乏的状态下,如何提高护理人员的整体素质,开发护理人员资源潜能,发挥护理人力资源的巨大作用,保证医院护理学科的建设,为人民提供高质量的医疗护理服务技术,成为医院可持续发展的关键因素之一。

二、概念

"人力资源"这一概念最早是美国管理学家彼得杜拉克在1954年出版的《管理的实践》一书中提出的。他说,"所谓人力资源,是指一个组织所拥有用以制造产品或提供服务的人力;换言之,一个组织的人力资源就是组织内部具有各种不同的知识、技能以及能力的个人,他们从事各种工作活动以达成组织的目标。"目前,对"人力资源"这一概念的提法非常多,归纳起来,主要有以下一些常见的说法:

1) 人力资源是指能够推动整个经济和社会发展的劳动者的能力,即处在劳动年龄的已直接投入建设和尚未投入建设的人口能力。

2) 人力资源是指能够作为生产性要素投入社会经济活动的劳动人口。

3) 人力资源是指存在于人身上的社会财富的创造力,也就是可以生产产品或提供服务的体力、技能和知识。

4) 人力资源管理的基本概念就是通过采取措施,对组织的人和事进行合理安排,以达到调动员工的积极性,使组织成员的个人潜能发挥到最大限度,降低人员成本,配合其他管理职能,提高组织效率,实现组织目标的工作过程。

三、特征

关于人力资源的特征,众多学者有诸多的阐述,简而言之,人力资源的特征可以浓缩为3个,即能动性、社会性和可开发性。

1. 能动性

能动性是指人是价值创造过程中最为主动的因素,人对自己的价值创造过程具有可控性。

2. 社会性

社会性是指人力资源具有人性和社会、道德的一面,人力资源的载体说到底是人,而不是一般的物力资源。

3. 可开发性

可开发性即人力资源不是一种既有的存量,他是可以被开发的,一切人力资本投资手段以及激励手段都有助于人力资源的开发和充分利用。

四、护理人力资源的目标和作用

(一) 建立护理人员招聘和选择系统

人力资源组织或单位有具备组织及时吸引足够数量的具备岗位条件的个人与具体工作岗位相匹配的系统。通过此系统对申请相关岗位的人进行自主选择,能保证护理人员的质量。

(二) 人力资源开发

为组织保留优秀人员是护理人力资源管理必不可少的环节之一。通过分析人力资源现状,有效利用人力资源;充分发挥护理人员的主观能动性,为护理人员提供个人发展空间;营造良好的工作氛围；按照护理人员的个人贡献确定工资和奖金分配，做到奖惩分明；按照个人需求采取不同激励机制，调动护理人员的工作积极性。

（三）维持组织的持续发展

通过各种有效激励机制、管理机制，保证组织的持续、有效发展。

五、护理人力资源管理的基本内容

（一）护理人力资源计划

护理管理人员系统确认组织护理人员需求量并作出人员规划决策的过程。

（二）人员招聘

吸引足够数量的个人并管理其申请组织工作的过程。招聘工作包括确定招聘需求、制定招聘计划、实施招聘计划、招聘效果评估4个阶段。

（三）人员甄选

人员甄选是指根据工作岗位需要和对人员知识技能的要求，招聘主管人员从一组申请人员挑选出最符合护理岗位需要的人选，同时通知申请人组织录用决定的过程。甄选方法主要可以划分为5大类，即面试、心理与能力测试、工作样本测试、评价中心技术、其他甄选技术。

（四）人员保持和激励

人员保持和激励主要措施：①为护理人员提供健康安全的工作环境；②确定工资和奖金的分配。

（五）人员的培训和开发规划

对医院而言，有效的鼓励并帮助护理人员做好护理职业生涯的规划与管理，可以增强护理人员对医院的归属感，提升护理人员对医院的忠诚度。对个人而言，组织良好的职业培训与开发，可以帮助自身实现职业发展目标，提升自身价值。

（六）人员绩效管理

绩效是指员工实施和完成相关某项工作任务之后实际达成的结果或取得的成绩。良好的绩效管理体系是使个人与组织就如何实现某目标达成共识的一个保障。

（七）人员酬薪福利管理

所谓酬薪福利管理，是指一个组织对所有员工提供的服务来确定他们应当得到的薪酬总额、薪酬结构以及薪酬形式的过程。

第二节　护理人员编设

一、护理人员编配的原则

(一)适应医院服务目标的原则

医院的服务目标是"一切为了患者",各级医院的性质、等级、规模、任务不同,所需求的服务人员也不同,但服务目标相同,因此在配备护理人员时要进行全面安排,要加强护士队伍建设,提高护士队伍整体素质,规范护士执业行为,提高护理服务质量和专业技术水平,拓展护理服务,满足人民群众的健康服务需求。

(二)合理结构的原则

1. 合理设置护理岗位

根据诊疗技术的发展和临床护理工作的需要,统筹护士人力资源,保证临床护理岗位的护士配备,扭转目前医院临床一线护士缺编的状况。

我国医院分级管理标准规定,二、三级医院护理人员占卫生技术人员总数的50%,医护之比为1:2。2011年卫生部发布的《中国护理事业发展规划纲要(2011—2015年)》明确规定:到2015年,全国100%的三级医院、二级医院的护士配置应当达到国家规定的护士配备标准,其中,三级综合医院、部分三级专科医院(肿瘤、儿童、妇产、心血管病专科医院)全院护士总数与实际开放床位比不低于0.8:1,病区护士总数与实际开放床位比不低于0.6:1;二级综合医院、部分二级专科医院(肿瘤、儿童、妇产、心血管病专科医院)全院护士总数与实际开放床位比不低于0.6:1,病区护士总数与实际开放床位比不低于0.4:1;其他类别、等级的医院应当根据功能任务、服务量和服务效率等要素,科学配置护士,保障临床护理质量。

2. 合理调整临床护士队伍结构,提高护士队伍整体素质

根据临床护理岗位的工作职责和技术水平要求,调整护士队伍结构。将护理岗位工作职责、技术要求与护士的分层次管理有机结合,充分发挥不同层次护士的作用。

3. 逐步提高护士队伍整体素质

2011年卫生部发布的《中国护理事业发展规划纲要(2011—2015年)》中明确规定:进一步增加大专层次护士比例,缩减中专层次护士比例。到2015年,全国护士队伍中,大专以上学历护士应当不低于60%;三级医院中,大专以上学历护士应当不低于80%;二级医院中,大专以上学历护士应当不低于50%。

(三)优化组合的原则

医院内有了一定数量和不同层次结构的护理人员,在编制管理上需要进行人才组织的结构优化、配置合理,视不同年龄段,不同个性智能素质,发挥个人潜能,做到优势互补,发挥人力资源的经济效能。

（四）动态调整的原则

随着社会的发展，医院在诊断、治疗、护理、预防、康复等方面都提出了更高的要求，仪器不断更新，医疗护理技术项目不断增加，在"以患者为中心"的服务宗旨之下，护理管理在体制、制度、机构方面不断变革。护理部要主导全院护士人力资源的调配，研究制订切合实际的人力资源分配方案并实施动态管理，同时在规范工作流程、界定岗位职责、弹性排班、人员分层使用等方面下工夫，实现人力资源使用最优化，工作效率最大化。

（五）人才管理的原则

由于各级医院的性质、规模不同，服务对象的数量和层次也不同，人员编制应根据医院的功能、任务，制定不同的护理人员编制标准，选择合适的人去担任所规定的各项任务，做到人员资历、能力、思想品质与所担当的工作任务相适应。《中国护理事业发展规划纲要（2011—2015年）》中规定：到2015年，建设一支数量规模适宜、素质能力优良、结构分布合理的护士队伍。建立护士的专科护理岗位培训制度和护理管理岗位培训制度，提高护士队伍专业化水平和护理管理科学化水平。

二、护理人员编制的依据和计算

（一）医院护理人员编制依据

我国目前医院人员的编制方案，主要参照卫生部(1978)卫医字〔1689〕号文《关于县级及县级以上综合性医院组织编制原则(试行)草案》(以下简称《编制原则》)。

（二）医院护理人员编制计算方案

1. 按《编制原则》计算法

(1) 人员编制比例　综合医院病床与工作人员之比，根据各医院的规模和担负的任务，分为三类：300床位以下的按1：(1.30～1.40)计算；300～500床位的按1：(1.40～1.50)计算；500床位以上的按1：(1.60～1.70)计算。

(2) 各类人员的比例　行政管理和工勤人员占总编的28%～30%，其中行政管理人员占总编的8%～10%；卫生技术人员占总编的70%～72%，在卫生技术人员中，医师、中医师占25%，护理人员占50%，药剂人员占8%，检验人员占4.6%，放射人员占4.4%，其他卫技人员占8%。具体编制可参照表2-3-1。

表2-3-1　综合医院编制表

适用范围（床）	计算基数（床）	病床与工作人员之比	工作人员总数	卫生技术人员数							行政工勤人员数
				总数	医师、中医师	护理人员	药剂人员	检验人员	放射人员	其他卫生技术人员	
80～150	100	1：(1.30～1.40)	130～140	91～98	23～24	46～49	7～8	4～5	4	7～8	39～42
151～250	200	1：(1.30～1.40)	260～280	182～196	45～49	91～97	15～16	8～9	8～9	15～16	78～84

（续表）

适用范围（床）	计算基数（床）	病床与工作人员之比	工作人员总数	卫生技术人员数							行政工勤人员数
				总数	医师、中医师	护理人员	药剂人员	检验人员	放射人员	其他卫生技术人员	
251～350	300	1∶(1.40～1.50)	420～450	298～320	74～80	149～160	24～26	14	13～14	24～26	122～130
351～450	400	1∶(1.40～1.50)	560～600	403～432	101～108	201～216	32～35	19	18～19	32～35	157～168
451 以上	500	1∶(1.60～1.70)	800～850	576～612	144～153	288～306	46～49	27～28	25～27	46～49	224～238

注　1）综合医院病床数与门诊量之比按 1∶3 计算，不符合 1∶3 时，按每增减门诊 100 增减 5～7 人。

2）医师、中医师名额内包括医士。放射医师包括在放射人员内；理疗医师、病理医师、营养医师、麻醉医师包括在其他卫生技术人员内。

3）护理人员内包括助产士名额。

4）病产假预备额已计入总编数内。

5）病床较少的医院，由于相近科室可以合并，卫生技术人员可以兼任。

6）综合医院承担的医药科研和教学任务所需要的人员，已于总编数内增 5％～7％；医学院校附属医院和教学医院另增 12％～15％。

7）新仪器、新设备，如心电、脑电、超声、各种内镜、核素、激光等工作人员按 3％～5％配备，已计入总编数内，包括在其他卫生技术人员中。

8）担当院外任务，如组织医疗队下农村、下厂矿、下基层、出国医疗以及外出体检、会诊、抢救等临时医疗任务所抽调的脱产人员，按 10％配备，已计在总编数内。

9）县医院编制比例与城市医院采用同一标准，是考虑到县医院在帮助公社卫生院提高业务、培训农村基层卫生人员和赤脚医生等方面任务较重，需要在人力物力上给予加强，以便在今后 10 年左右使其成为全县医、教、研的技术指导中心。

（3）每名护理人员承担的病床工作量　见表 2-3-2。

表 2-3-2　每名护理人员承担的病床工作量

科别	每名护理人员担当病床数		
	日班	小夜班	大夜班
内科、外科、妇产科 结核科	12～14	18～22	34～36
传染科 眼科、耳鼻喉科、口腔科 皮肤科、中医科	14～16	24～26	38～42
小儿科	8～10	14～16	24～26

（4）护理人员和助产士的配备

1）护理人员包括护士和护理员。护士和护理员之比以 3∶1 为宜。

2）病房护理人员担当工作量不包括发药及治疗工作在内，发药及治疗工作每 40～50 床设护士 3～4 人。

3）门诊护理人员与门诊医师之比为 1∶2。

4）住院处护理人员与病床之比为（1～1.2）∶100。

5）急诊室护理人员与病床之比为（1～1.5）∶100。

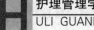
6）婴儿室护理人员与婴儿病床之比为1：（3～6）。

7）注射室护理人员与病床之比为（1.2～1.4）：100。

8）供应室护理人员与病床之比为（2～2.5）：100。

9）设有观察床的护理人员与观察床之比为1：（2～3）。

10）手术室护理人员与手术台之比为（2～3）：1。

11）助产士与妇产科病床之比为1：（8～10）。

12）病房、门诊、住院处、急诊室、观察室、婴儿室、注射室、手术室、供应室等单位，每6名护理人员（助产士）增加替班1名。

近年来，国内各省市对医院人员编制管理理论和方法进行了研究，根据医院分级管理标准和对医院的需求，对某些特种科室，如：ICU、CCU、NICU、血液透析室等进行了护理人员的配备。

（5）护师以上专业技术职务的岗位设置及编配比例　1985年，卫生部在试行专业技术职务聘任中，对护师以上专业技术职务的岗位设置做出如下规定：

1）一般病区：

 A. 护师：每15～20张病床设1名。

 B. 主管护师：每30～40张病床设1名。

 C. 正、副主任护师：在医、教、研任务较重，护理专业技术要求较高，具有3种专业和床位在150张以上的大科，设1～2名。

2）手术室：

 A. 护师：每2张手术台设1名。

 B. 主管护师：在开展4种以上专科的手术室，每6～8张手术台设1名。

 C. 副主任护师：在开展专科手术种类多，技术复杂（如体外循环），8张手术台以上者设1名。

3）特种病房（ICU、CCU、血液透析、烧伤等）：

 A. 护师：每张病床设1～2名。

 B. 主管护师：每4张病床设1名。

 C. 正、副主任护师：重症监护中心设1名。

4）急诊室（科）：以急诊室（科）护士的比例计算：

 A. 护师：每5名护士设1名。

 B. 主管护师：在有内、外、妇、儿等4科以上的综合急诊室，每2～3名护师设1名。

 C. 正、副主任护师：急诊科设1名。

5）护理部：

 A. 正、副主任护师1～3名。

 B. 主管护师若干名。

（6）护理管理人员配备　每一护理单元设护士长，病床多时可设副职，100张以上病床或3个护理单元以上的大科，以及任务繁重的手术室、急诊科、门诊部，设科护士长1名。300张病床以上的医院可设专职的护理副院长，并兼护理部主任，另设副主任2～3名，其他300张病床以下的县和县医院，设总护士长1名。

2. 按工作量和工时单位计算法

（1）按实际工作量计算法　是根据医院各科室工作岗位的实际工作量，员工的工作效率、工作班次、出勤率为依据，确定人员编制的方法。这种方法适用住院部医疗技术人员的定编，并与床位的多少及床位的使用率有关。

$$应编护理人员数 = \frac{编制床位数 \times 床位使用率}{每名护理人员担负病床数（日）} + \frac{编制床位数 \times 床位使用率}{每名护理人员担负床位数（小夜班）} + \frac{编制床位数 \times 病床使用率}{每名护理人员担负病床数（大夜班）} + 机动数$$

注　1）床位使用率＝占用床位数/开放床位数×100%。一般按93%计算。
　　2）机动数一般为20%～25%，包括各种假期缺勤人数。
　　3）每名护理人员担负病床数，参见表2-3-2。

（2）工时测定　即对完成某项护理工作任务全过程的每一环节必须进行的程序和动作所耗费时间的测定。例如，静脉输液操作工时测定，是对数名操作者从做准备到操作完成的每项步骤所耗费的时间进行测定，需在不同患者身上多次操作，取其平均值。通常以分作为计算单位。还要根据分级护理（目前我国按原型分类法将患者分为一、二、三级护理及特级护理4类）要求的护理内容，测定各级护理中每名患者在24 h内所需的平均护理时数，依此计算工作量。

$$应编护理人员 = \frac{床位数 \times 床位使用率 \times 每名患者日均所需护理量}{每名护理人员日有效工时单位值} + 机动数$$

工时单位是完成某项工作所消耗的平均工时，通常以分计算。每人每小时完成的工时单位称工时单位值。最理想的工时单位值为每小时45个工时单位，即认为每个人在每小时内有45 min的有效劳动。因此，每名护理人员日有效工时单位值为360个工时单位，即每天的实际有效工作时间为360 min。

每名患者日均所需护理时间＝直接护理时间＋间接护理时间。即根据等级护理或每班工作内容，计算每名患者在24 h内所需的护理时间。每名患者在24 h内所需的直接护理时间：一级护理4.5 h、二级护理2.5 h、三级护理0.5 h，病区所有患者每日所需间接护理时间为13.5 h；遇到机动、抢救、特殊护理时应增加护理时间。

三、影响护理人员编制的因素

（一）任务轻重

不同等级的医院和不同护理级别的患者，要求的护理人员承担的任务和工作量有所不同，护理人员除完成符合标准的常规工作和各项统计指标外，还要收治疑难、危急重患者，任务繁重，工作量大，质量要求高；专科特色发展，新的诊断治疗、仪器的使用，也需要配置专科护理人员。

（二）人员素质

护理工作的质量直接影响患者的身体恢复，在护理工作过程中除要求护士有较强的专业知识，还要做到有爱心、细心、耐心、责任心。在护理人员编制中要求合理定编，尽可能用技术、品德、心理素质高的人才，并通过培养训练，提高护士的个体素质和集体工作效率。

（三）工作条件

工作条件的优劣对护理工作带来不可估算的影响，在医院管理中，提高护理工作条件可直接影响护士编制。

（四）管理水平

医院整体管理水平和护理专业、人员的管理水平，直接影响护理人员进行护理工作。

（五）政策规定

从卫生部到地方各级医疗机构，都制订了相关的政策、法规，对护理人员的编设提出的要求和建议。

（六）社会影响

医院在社会中的地位和护理服务对象的年龄、文化、经济等条件，都会影响到医院人员编制，护理人员的合理编设要符合我国社会经济状况。

第三节　护理人员的选聘、分工与排班

一、选聘

护理人员的选聘包括护理人员的招聘和护理人员的岗位聘用。

（一）护理人员的招聘

招聘护理人员是护理部和人事部的工作任务之一。招聘工作做得好坏直接关系到招聘人员的质量，关系到护理任务的完成和护理质量。因此，必须十分重视招聘工作。人员招聘程序包括：确定招聘需求、制定招聘计划、招聘考核（理论、操作）、招聘面试、资格确认、健康评估、真实工作预览、录用决策、签订合同。最终做出决策的人应当是护理部门的管理者，可以征求人事部门的意见；注意避免两类录用错误：错误的录用和错误的淘汰。

（二）护理人员的岗位聘用

一般用于内部招聘。护理部和人事部根据工作岗位需要和对人员知识技能的要求，招聘主管人员从一组申请人员中挑选出最符合某护理岗位需要的人选，同时通知申请人组织录用决定的过程。选聘方法主要可以划分为五大类，即面试、心理与能力测试、工作样本测试、评价中心技术、其他甄选技术。

二、分工

医院护理质量的水平与护理人员的合理分工有着密切的联系，科学、合理的分工既能满足患者的需要，又能调动每一位护理人员的积极性。我国常用的护理分工为按职务分工和按工作任务分工。

（一）按职务分工

按职务分工包括按行政管理职务和技术职务分工。行政职务包括专职护理副院长、护理部正副主任（总护士长）、科护士长、护士长。技术职务包括正、副主任护师、主管护师、护师、护士、护理员。这两大类职务分工的职责，在 1982 年卫生部颁发的《医院工作人员职责》中已有明确的规定。

（二）按工作任务分工

按工作任务分工包括按工作内容分工和工作方式分工。按工作内容分工为病房护士、门诊护士、急诊护士、ICU 护士、手术室护士、产房护士、供应室护士、营养护士等；按工作方式分工是随着医学发展和护理行政管理的变革，共有 6 种不同形态的护理方式，根据不同等级医疗单位的要求和人员条件等因素，护理方式也不同。

1. 个案护理

个案护理是指一名患者所需要的全部护理主要由一名护士来完成。一般用于监护病房、危重症患者、大手术后患者等病情危重、护理需求量大的患者。这种护理方式也称"特别护理"。优点是护士对患者是全程护理，了解患者全部病情变化；护士为患者提供全面、细致、高质量的护理；与患者直接接触，关系融洽，有利于解决患者身心问题；护理任务明确，加强护士责任感。缺点是所需人力多，花费大；护士换班造成患者缺乏连续护理；对护士业务要求高，需要护士具备广泛的临床理论与技术水平。

2. 功能护理

功能护理是指以工作为中心的护理方式。由护士长安排给护理人员固定的班次。如白班、治疗班、护理班、大小夜班等。各班共同配合完成患者的护理工作。各班岗位职责因医院而异。优点是节省人力、时间、设备、经费，在护理人员不足的情况下，组织工作；有利于提高护士技能的熟练程度和完成量化指标，工作效率高；每一个护士任务明确。缺点是缺乏整体护理的理念，忽视患者的心理护理；护理工作缺乏连续性，每班护士只重视完成本班技术工作；护士技术工作重复，易产生职业疲劳，降低工作的满意度。

3. 小组护理

小组护理是指将护士分成若干组，每组有一位业务技术较强的组长，业务职称相对高，其他 2～3 名护理人员、护理员，在组长和组员的共同参与下，提供给一组患者的护理服务。优点是小组成员协调好、便于沟通，工作氛围融洽，工作中体现老新护士的传、帮、带；护理工作有计划、任务明确，易感受工作的成就感，提高职业的满意度；有利于小组不同等级人员发挥自身的积极性。缺点是患者对小组分工护理缺乏归属感，没有固定护士；患者接受的护理只是整体护理的片段；对组长的业务要求高。

4. 责任制护理

责任制护理是指患者从入院到出院，由一名护士全面负责提供整体性连续性的护理。护理程序包括护士通过对患者对因疾病产生的心理、生理、病理变化，收集主客观资料并作出详细的评估，根据存在的护理问题做出护理诊断，制定护理计划并组织实施，最后评价护理效果。这种护理模式体现以患者为中心，提供整体性、连续性、个性化的护理。责任制护理方式，保证患者与护士之间的一种密切联系，护士长可根据责任护士的能力分配患者数量，责任护士直接与辅助护士一起完成护理活动。优点是患者安全感增加,护士责任感增加;护士独立护理功能加强,有紧迫感,会不断加强业务知识、技能学习,提高职业的满意度;工作效率高,护士与患者及家属及其他人员沟通增多,让患者在短时间内得到直接的护理。缺点是对责任护士的业务知识和技能要求高;人力需求多,经费耗量大。

5. 整体护理

整体护理是指护理人员在进行护理活动时要以人的功能为整体,提供包括生理、心理、社会、精神、文化等方面的帮助和照护。整体护理是一种护理理念,同时又是一种工作方法,其宗旨是以服务对象为中心,根据其自身特点和个体需要,提供针对性护理,解决存在的健康问题,达到恢复健康、促进健康的目的。整体护理工作模式的核心是用护理程序的方法解决患者的健康问题。现在整体护理模式在医院已广泛开展。

6. 临床路径

临床路径是从控制医疗成本着手、以医疗团队合作为主的工作模式。2009 年卫生部已经在各三级医院探索实施临床路径的护理模式。实施临床路径的主要目的包括:提高医院竞争力、降低服务成本、促进医疗护理质量持续改进、规范诊疗护理手段、加强多学科合作、增强患者及家属对诊疗过程的预知、提高服务对象满意度。临床路径适用范围:诊断准确明确、预期结果相对明确、病情相对单纯、主要适用于一般常见病和多发病诊疗护理。

三、排班

病房护士长作为基层护理管理者,对护士排班是其重要职责之一,如何合理排班,为患者提供最佳服务,需要根据护理工作任务、专业特点、结合护理人员职龄、自身能力、职务高低进行不同的排班。

(一)护理人员排班的基本原则

1) 以患者需要为中心,确保 24 h 连续护理。按照护理工作 24 h 不间断的特点,合理安排各班次,保证相互衔接,尽量使各人员的工作互不干扰重叠,提高工作效率。

2) 掌握工作规律,保持各班工作量均衡。护士的工作量以白天多、夜晚少,工作日多、节假日少为特征,因此应根据工作规律,合理安排人力,保持各班工作量均衡。

3) 人员结构合理,确保患者安全。排班时应根据患者情况、护理人员的数量和水平等进行有效组合,做到新老搭配、优势互补,保证患者安全,防范护理纠纷。

4) 保持公平原则,适当照顾人员的特殊需求。排班时,应以一视同仁的态度爱护、体谅所有护理人员,使护理人员产生公平感和满意感。

5) 有效运用人力资源,充分发挥个人专长。通过按职上岗,将护理人员的专长、优势与患者的护理需要相结合,提高工作成就感,提高满意度。

(二)影响护理人员排班的因素

(1) 医院政策　排班与人员编设数量、群体结构组成情况有密切关系,受医院相关政策影响。

(2) 护理人员素质　护理人员的教育层次、工作能力、临床经验等均是排班时需考虑的因素。

(3) 护理分工方式　不同的护理分工方式,人力需求和排班方法也不同。

(4) 部门的特殊需求　监护病房、手术室、急诊等护理单元各有其工作的特殊性,人员需求量和排班方法也与普通病区不同。

（5）工作时段的特点　每天 24 h 的护理工作量不同，白班工作负荷最重，小夜班、大夜班依次减轻，人员安排也由多到少。

（6）排班方法　各医院因机构、政策、人力配备、工作目标和管理方式不同，排班的方法也不同。

（三）护理人员排班的方法

1. 每日三班制排班法

使用广泛，即将每天的 24 h 分为 3 个基本班次，按照早班、小夜班、大夜班等进行安排，每班工作 8 h，一般由 7～8 名护士进行轮班。

（1）单人三班制　每班只安排 1 个护士，早、晚配备帮班，适当排白班，责任护士与早班、小夜班及大夜班护士之间进行患者、病情及物品交接，主要适用于患者数量和危重程度变化不大、夜班工作量较少的病区。

（2）双人三班制　每班安排 2 位护士，适当安排白班，责任护士与早班、夜班之间进行患者、病情及物品交接，主要适用于危重患者多、护理工作量大、专科性强（如心血管内科、神经内科、脑外科等）的病区。

2. 每日二班制排班法

将每天的 24 h 分为 2 个基本班次，按白班、夜班排班，每班安排 1 个或多个护士，工作 12 小时，同时上下班，由 6～8 名护士进行轮换，必要时增加白班人数，白班与夜班之间进行患者、病情及物品交接。主要适用于重症监护病房、急诊室等。

临床工作中应规范工作流程、界定岗位职责、弹性排班、在人员分层使用等方面下功夫，实现人力资源使用最优化，工作效率最大化。

四、排班的类型

（一）集权式排班

排班者为护理部或科护士长，主要由护理管理者决定排班方案。其优点为管理者掌握全部护理人力，可依各部门工作需要，灵活调配合适人员；缺点是对护理人员的个别需要照顾少，会降低工作满意度。

（二）分权式排班

排班者为病区护士长。其优点是管理者能根据本部门的人力需求状况进行有效安排，并能照顾护士的个别需要；缺点是无法调派其他病区的人力，且排班花费的时间较多。

（三）自我排班

由病区护理人员自己排班，可激励护理人员的自主性，提高工作满意度。优点：①提高护理人员的积极性；②促进团体凝聚力的提高；③护士长与护理人员关系融洽；④护士长节省排班时间。缺点与分权式排班类似。

第四节　护理人员的动态管理

一个组织要完善自己的晋升体系、培训体系、重视对员工的职业生涯的规划等工作，从而为员工提供在组织内部不断成长和发展的机会。

护理人员的动态管理包括对护理人员的培训、开发、绩效考核、酬薪管理、护理人员业务晋升等。

一、培训与开发

护理人员的培训与开发是指医院为使护士具备完成现在或未来的工作所需要的知识、技能和能力，从而改善护士在当前或未来职位上的工作绩效而展开的一种有计划的连续性活动。培训与开发活动不仅是医院确保单位员工具备达到单位战略和目标所需要的相关知识、技能、能力和态度的主要手段，同时也是单位对员工所承担的主要社会责任。

（一）培训的原则

1. 有目的、有计划、有组织地培养人才

人才培养是人才管理的重要内容，护理管理者必须把它摆到发展护理事业的战略位置，根据各类护理人才的需要量、素质要求、群体结构进行规划，同时制定出切实可行的培养计划，使人才培养有计划、有步骤地进行。

2. 重点培养与群体培养相结合

除了要有扎实的专业知识和技能外，还要有组织管理能力、决策能力、协调能力、创造力等，要在群体的基础上培养管理人才。

3. 专长培训与基础培训相结合

专长培训是指培养专门的才能，如科研才能。扎实全面的医学与护理学是护理科研的基础，而业务专长则是解决难题的主要手段。因此，为造就既有扎实的基础又有业务专长的人才，必须专长培训与基础培训相结合。

4. 进修深造与在职教育相结合

可以到上级医院或医学院校深造和院内继续教育培训相结合，这是培养高级护理人才的有效方法。

5. 因材施教、因人而异

人才培养必须根据个人需要，坚持因人而异，有目的地培养，避免埋没人才和压抑人才，造成人才浪费。

（二）人才培养的方法

1. 基础训练

扎实的专业基础是护理人才必须具备的基本条件。只有基础打牢了，才有利于今后人才的不断提高和发展。

2. 知识更新

知识更新是培养人才的基本方法。知识更新主要是以学习现代护理学科与技术发展中的新理论、新知识、新方法为重点，同时兼顾必备的相关知识。知识更新的途径主要有：

（1）举办各种类型人才培训班　如护理管理学习班，护理科研班、护理教育学习班、护理新技术、新业务学习班等，为医院培养全方位高水平的人才。

（2）进修深造　方法有2种：①带着问题到医学院校进修；②参加进修班或专科班。

（3）参加学术活动　参加学术班可使人才拓展思路，开阔眼界，丰富知识。

（4）在实践中学习　人才的成功离不开实践。护理人才只有在临床第一线，才能不断充实知识，能力不断得到锻炼和提高，经验才能不断积累。在实践中学习、锻炼、提高，是培养人才的根本途径。

3. 定向培养

定向培养是指对护理骨干人才进行专门的培养。方法是根据医院护理建设的需要，选拔一些有发展前途的优秀护理人员到高等院校或出国学习，提高管理能力、教学能力、科研能力及专科临床技能，这是培养高级人才的主渠道。

二、绩效考核

（一）绩效管理的概念

所谓绩效管理是指识别、衡量以及开发个人和团体绩效，并且使这些绩效与组织的战略目标保持一致的一个持续过程。

（二）绩效管理的目的

绩效管理是为了达到3个方面的目的：战略目的、管理目的和开发目的。绩效管理体系的首要目的在于帮助高层管理者实现战略性经营目标。第二目的是组织做出各种员工管理决策提供有效的有价值的信息。这些决策包括薪资管理、晋升或调动、留有或解雇员工、对绩效优秀的员工加以认可、辨别绩效较差的员工等。第三目的是指对员工进行进一步的开发，从而确保他们能够胜任本职工作。

（三）绩效考核的内容

绩效考核的内容包括德、能、勤、绩4个方面。德是指政治思想品德和职业道德；能是指创新能力、科研能力、组织管理能力、表达能力、解决实际问题能力等；勤是指工作态度、事业心、责任心、组织纪律性；绩是指工作成绩、成果、贡献等。

（四）绩效考核的方法

（1）特征法　强调的是绩效完成者个人的情况，它相对忽略了特定的情境和行为及其产生的后果。在大部分组织中，对员工进行绩效评价往往不直接使用特征法，往往是用员工在工作过程中的行为表现来对他们的特征进行衡量和评价。

（2）行为法　是以员工完成工作的过程为中心的方法，它重点关注员工在工作过程中做了些什么，而不考虑员工的个人特征或他们的行为到底产生了怎样的结果。

（3）结果法　是一种只看结果的方法。它重点强调员工通过工作产生了哪些成果和结果，并不考虑所具有的个人特征或员工是如何完成工作的。

（五）绩效考核的要求

1）绩效考核项目必须与不同类型人才的目标相符合。

2）评估者与被考核者均应熟悉考核的项目、内容及要求。

3）评估者应掌握各种考核方法与标准。

4）参与考核的评估者，一定要客观公正，尽量克服各种偏见。

5）培训与进修阶段的考核者，必须是被评估者的直接导师。

6）绩效考核应设立考核档案，并储存于人才库，以建立完整的人才资讯系统。

7）管理者应注重绩效考核结果，作为人才使用、晋升、奖惩的依据。

（六）绩效评价与反馈

由于无论采用何种绩效评价方法和何种绩效信息来源，我们通常都需要让人来对人进行评价，这样，在评价的过程中，难免会出现由于有意或无意的因素导致评价者所得出的评价结果出现偏差或误差的情况。许多组织都采用所谓的 360°绩效反馈的做法，这种绩效评价技术的主要做法是让多位不同的评价者来对同一位管理者工作绩效进行评价。从绩效反馈的角度来说，没有必要非要对一位员工的绩效给出一个总体性的评价。真正重要的是让员工们知道使用的每一种绩效信息来源是如何对自己的绩效做出评价的。

三、酬薪管理

酬薪管理是指一个组织针对所有员工所提供的服务来确定他们应当得到的酬薪水平以及支付形式的过程。酬薪管理绝不仅仅是一个分配问题，即如何分馅饼或分蛋糕的问题，它不仅影响到一个组织能否引导员工朝着组织目标实现的方向努力，而且会影响到一个组织是否贯彻公司的价值观和文化的问题。

（一）总酬薪

总酬薪包括基本酬薪、可变酬薪、福利和服务，还包括一次性奖金、股票期权等多种经济性报酬。

（二）酬薪管理的基本要求

组织的酬薪管理系统一般要同时达到公平性、有效性、合法性 3 个目标。

（1）公平性　是指员工对于组织酬薪管理系统以及管理过程的公平性、公正性的看法或感知，这种公平性涉及员工对于本人酬薪与组织外部劳动力市场酬薪状态、与组织内部职位上以及类似职位上的人的酬薪水平的对比结果。

（2）有效性　是指酬薪管理系统在大部分程度上能够帮助组织实现预定的经营目标。

（3）合法性　是指组织的酬薪管理体系和管理过程是否符合国家的相关法律规定，从国际通行情况来看，与酬薪管理有关的法律包括：最低工资法、同工同酬立法或反歧视立法等等。

（三）酬薪管理的原则

1. 按劳付酬原则

医院是社会的组成部分，其酬薪管理应首先遵循社会主义的经济发展规律，按劳分配是社会主义的经济规律,因此是组织薪酬管理的首要原则。按劳付酬的含义是组织对员工所从事的工作应该以劳动为尺度计算酬薪。劳动有复杂和简单之分,在同一时间的不同劳动,复杂劳动量大于简单劳动。因此,按劳付酬不能单纯用劳动时间或劳动产品作为计量劳动的尺度。

2. 公平原则

公平是酬薪系统的基础,公平原则要求组织的酬薪体系所体现的薪酬水平应对护理岗位的工作性质、工作数量与质量以及护理人员的主观判断标准结合起来。分配公平包括两层意思:客观公正性和主观公平感。护理人员的公平感主要体现在以下 5 个方面:①与外部其他类似医院或岗位比较产生的感受;②护理人员对本医院分配机制和人才价值取向的感受;③将个人所获报酬与本医院其他类似岗位相比较产生的感受;④对组织薪酬制度过程的严格性、公平性、公开性所产生的感受;⑤对获得具体酬薪数额多少的感受。

3. 竞争原则

医院要获得具有竞争力的护理人才,就必须制定出一套对人才具有吸引力并在行业中具有竞争力的酬薪制度。酬薪水平的高低直接决定其所能吸引到护理人才能力和技术水平的高低。酬薪的竞争性是指医院护理人员的酬薪标准在社会上和护理人才市场中具有吸引力,才能战胜竞争对手,招聘到医院需要的护理人才,同时留住优秀护理人才。

4. 激励原则

酬薪的激励性是指酬薪分配要在组织内部各类工作岗位、各级职务的薪酬水准上适当拉开差距,真正体现员工的酬薪水平与其组织的贡献大小密切相关,是组织的酬薪系统充分发挥激励原则。一个有激烈效果的酬薪机制:①是能增强护理人员的职业责任感,调动工作积极性和热__机制;②是不断激励护理人员掌握新知识、提高业务技能,创造更好的工作业绩的机__不努力就只有很少回报的机制;④是一个能让医院和护理事业业绩变得欣欣向荣的机制。

5. 经济原则

酬薪管理的经济性原则是指医院在进行酬薪设计时除了考虑到本组织薪酬系统的__、激励性等因素外,还必须考虑医院的运作情况,因为员工的加薪就意味着组织人力成本的上升。

6. 合法原则

合法原则要求医院在制定酬薪制度、设计酬薪方案时按照国家现行人事、劳动与社会保障政策、法律法规,如劳动法、工资法、劳动者权益保护法等有关要求进行。组织的酬薪体系只有在合法的前提下,才能对人力资源的酬薪管理起到促进作用。

(四) 护理人员酬薪设计

21 世纪的护理人员酬薪管理应该具有诱导护理人员服从、激励护理人员期望行为并多做贡献的多样化功能。科学设计酬薪的体现和制度一般经历以下步骤:工作岗位分析、工作岗位评价、酬薪调查、酬薪定位、酬薪结构设计、酬薪体系实施和修正。

1. 工作岗位分析

工作岗位分析是确定酬薪的基础。医院应结合医院服务目标,对医院护理服务范围和护理工作项目进行分析,确定岗位职能和所需人员技能等,在此基础上制定护理职位,为确定酬薪水平提供依据。

2. 岗位价值评价

岗位价值评价以职位说明书为依据。薪酬管理中的护理岗位价值评价有两个重要目的:

①比较医院内各护理岗位的相对重要性；②为下一步进行薪酬调查提供统一的职位评估标准，消除不同医院之间由于职位名称不同，或职位相同但实际工作要求和工作内容不同所导致的职位难度差异，使不同职位之间具有可比性，为确定医院人员工资的公平性奠定基础。

3. 薪酬调查

薪酬调查主要是针对组织酬薪具有的对外竞争力而进行的。对具体岗位的酬薪调查在确定组织内护理人员薪酬上起着至关重要的作用。薪酬调查的结果可反映市场现行同类人员的薪酬水平，医院可在此基础上为所有护理岗位确立起薪点，同时确定不同级别的薪酬差距。

4. 确定薪酬水平

在得到每一类岗位价值评估的相对系数和同行业的薪酬数据后，接下来的薪酬水平也就是根据现状确定不同护理岗位的薪酬水平。确定薪酬水平时医院既要考虑影响薪酬水平的外环境因素，更要考虑医院内部的相关因素，如医院盈利和支付能力、人员的素质要求、医院所处发展阶段、人员稀缺度、招聘难度、医院的市场品牌和综合实力等因素。

5. 护士薪酬结构设计

薪酬结构又被称为薪酬模式，是指薪酬体系中，工资、奖金、福利、保险、红利、佣金等所占的比例和份额。医院薪酬结构的设计反映了医院的分配理念、分配原则的价值取向，即医院根据什么原则来确定医务人员的薪酬。不同的医院有不同的价值观和分配原则。组织在确定护理人员报酬时，要综合考虑三方面的因素：职位等级、员工个人的技能和资历以及个人绩效。在医院护理人员薪酬结构体系中，常见的薪酬形式包括工资、奖金、福利、保险和津贴。薪酬形式中护理人员的工资差异应该是明显的，而且一般是能升不能降，具有较强的刚性特点。奖金就应该不断进行绩效调整，表现出低刚性的特点。福利是组织所有员工均可享受的利益，而且是不能轻易取消，因此具有低差异性和高刚性的特点。

6. 薪酬体系实施与控制

医院在确定护理人员调整比例时，要预先对薪酬水平做出预算。因为在医院整个运行成本中，人员薪酬所占的比例具有非常重要的作用，管理者应注意有效控制人力成本。护理人员薪酬预算可以采用从医院的每一位护士在未来一年的薪酬预算估计数字，计算出各科室或部门所需的薪酬支出，然后汇集所有部门和岗位的预算数字，编制出医院护理人员整体的薪酬支出。实质上讲，护理人员薪酬是对护士人力资源成本和医院护理人员需求之间进行权衡的结果。在制定和实施护理人员薪酬体系过程中，在组织内部进行及时沟通、宣传和培训，介绍医院护士薪酬制定的依据，是保证薪酬改革成功的重要因素之一。

（五）薪酬支付

1. 支付时机

按照薪酬管理的公平原则，薪酬支付应该公开化，但公开的程度应根据各医院的实际情况而定。护理人员对于薪酬的公平感觉来自管理人员及时传达正确的薪酬信息。护理人员的工作积极性是需要调动的，而调动工作热情有效的手段之一，就是对他们良好成绩给予及时的奖励。恰当的薪酬支付时机是维持护理人员工作积极性的关键，要求管理人员有效把握。

2. 支付形式

目前我国薪酬支付主要有高弹性模式、高稳定模式和折中模式，各医院可根据本单位实际情况选择使用或在此基础上进行改良。高弹性的模式主要是根据员工近期的绩效决定其薪酬的数量。这种模式在基本工资部分常实行绩效薪酬;奖金和津贴的比例大一些,而福利、保险的比例小一些。高稳定模式主要取决于员工工龄和组织经营状况。薪酬的主要部分是基本工资,奖金的比重较小,一般根据组织的经营现状及个人薪资的一定比例发放。这种模式员工有较强的安全感,但激励作用较弱。折中模式需要管理者根据组织的经营目标、行业工作特点以及组织的经济效益情况合理有效进行组合搭配。这种模式既具有弹性,能激励员工不断提高工作绩效,同时具有稳定性,给员工带来安全感,使员工关注组织和个人的长远目标,是较为理想的薪酬支付模式。

四、晋升

根据卫生部 1986 年发布的《卫生技术人员职务试行条例和实施意见》的规定,卫生技术职务是以医药卫生技术的应用为主要职责,根据医药卫生的实际需要,设计专业技术工作岗位,卫生技术职务有明确的职责和履行相应职责必须具备的任职基本条件,在确定人员的基础上,高中低级专业人员、技术职务的人员要有合理的结构。

(一)护理技术职务类型

护理技术职务类型分护士、护师、主管护师、副主任护师、主任护师。

(二)任职条件

1. 护士任职条件
1) 了解本专业基础理论,具有一定的技术操作能力。
2) 在上级卫生技术人员指导下,能胜任本专业一般技术工作。
3) 中专毕业见习 1 年期满。
2. 护师任职条件
1) 熟悉本专业基础理论,具有一定的技术操作能力。
2) 能独立处理本专业常见病或常用专业技术问题。
3) 借助工具书,能阅读一种外文的专业书刊。
4) 中专毕业,从事护士工作 5 年以上,经考核证明能胜任护师职务;大学专科毕业,见习 1 年期满后,从事专业技术工作 2 年以上;大学本科毕业,见习 1 年期满;研究生班结业或取得硕士学位者。
3. 主管护师任职条件
1) 熟悉本专业基础理论,具有较系统的专业知识,掌握国内本专业先进技术并能在实际工作中应用。
2) 具有较丰富的临床或技术工作经验,能熟练地掌握本专业技术操作,处理较复杂的专业技术问题,能对下一级卫生技术人员进行业务指导。
3) 在临床或技术工作中取得较好的成绩,或具有一定水平的科学论文或经验总结。能比较顺利阅读一种外文的专业书刊。
4) 大学毕业或取得学士学位,从事护师工作 4 年以上;研究生班结业或取得第二学士学位,从事护师工作 3 年左右;取得硕士学位,从事护师工作 2 年左右;取得博士学位者。
4. 副主任护师任职条件
1) 具有本专业较系统的基础理论和专业知识,了解本专业国内外现状和发展趋势,能吸取最新科研成就并应用于实际工作。

2）工作成绩突出，具有较丰富的临床或技术工作经验，能解决本专业复杂疑难问题或具有较高水平的科学论文或经验总结。能顺利阅读一种外文的专业书刊。

3）具有指导和组织本专业技术工作和科学研究的能力，具有指导和培养下一级卫生技术人员工作和学习的能力。

4）具有大学本科以上（含大学本科）学历，从事主管护师工作5年以上；取得博士学位，从事主管护师工作2年以上。

5．主任护师任职条件

1）精通本专业基础理论和专业知识，掌握本专业国内外发展趋势，能根据国家需要和专业发展确定本专业工作和科学研究方向。

2）工作成绩突出，具有丰富的临床或技术工作经验，能解决复杂疑难的重大技术问题或具有较高水平的科学专著、论文或经验总结。能熟练阅读一种外文的专业书刊。

3）作为本专业的学术、技术带头人，善于指导和组织本专业的全面业务技术工作，具有培养专门人才的能力。

4）从事副主任护师工作5年以上。

（三）考核晋升

1．本人申报

符合晋升条件的专业技术干部，可自愿申报职务。个人填好《专业技术职务评审考核表》、《述职报告表》、任职期间的获奖证书以及发表的论文原件（晋升中级以上职务的还需上交学历证明书），以上原件人事部门审查后，上交复印件。

2．考试

申报"士"晋"师"的，参加医院或上级卫生部门统一组织的资格考试；申报中级专业技术职务的，参加全国（或省）卫生技术考试中心组织的资格考试（含专业理论、外语、专业技能）；申报晋升高级专业技术职务不具备规定学历（指大专以下学历）的，一律参加专业理论知识考试，凡任职务有外语要求的，都要参加外语考试。考试由各省（市）、自治区统一组织，逐步过渡到全国统一组织。考试成绩不及格的，不得晋升专业技术职务，考试成绩3年内有效。

3．考核

按照岗位职责和拟任职务条件的要求，对拟任职对象任职以来的政治思想表现、工作业绩和业务能力进行综合考核，作出"优秀、称职、基本称职、不称职"的基本评价。凡考核评定为"基本称职"或"不称职"的，不得晋升专业技术服务。考核由人事部门负责，有关业务部门和专家参加，按照任免权限和分级负责的原则进行。

4．评审

以科室为单位，组织晋升专业技术职务对象进行个人述职，群众评议，然后由初、中级专业技术职务评审委员会对晋升高级技术职务的人员进行评议，并向上级专业技术职务评审委员会提出推荐意见，最后由高级专业技术职务评审委员会评审。符合高级专业技术职务任职资格的，由评委主持专业理论和实践问题答辩，然后进行集体评议，按任职条件，对干部的思想表现、工作业绩和业务水平进行综合性衡量比较，最后以不记名投票方式，评定干部的任职资格。评委会议必须有2/3以上的委员出席，多数同意为通过任职资格。

5. 审批聘任

对评审委员会通过、人事机关审核取得任职资格的干部,按照任务权限审批任命。

思考题

1. 何为人力资源,护理人力资源管理的内涵是什么?
2. 护理人力编制原则是什么?
3. 何为工时测定、平均护理时数,如何根据工作量编制护理人员数?
4. 护理人员分工方法和排班的原则是什么?
5. 护理人员的薪酬管理原则是什么?
6. 护理人员的晋升要求是什么?

第六章

领 导 职 能

掌握 领导、领导者、决策、沟通、冲突的概念,领导者的基本素质要求。
熟悉 领导艺术的内容、决策的原则、领导者的影响力及种类。
了解 领导理论、领导形态、冲突的处理方法。

领导是管理工作中的一项重要职能。其功效是在管理过程中为计划、组织及控制等职能的进行提供保证。对组织中的全体人员给以指导、沟通,运用各种方式统一意志,充分发挥组织及人员的潜力,从而保证组织目标的实现。本章将从管理角度出发,介绍有关领导工作的基本概念、作用、领导者素质要求、领导理论以及与领导有关的工作方法。

第一节 概 述

一、领导和领导者

(一) 领导

领导(leading)是指在一个组织和团体内,领导者运用其权力或影响力,指挥、引导、鼓励下属实现组织和集体目标的行为过程。美国著名管理学家孔茨(H. Koontz)强调领导的作用就是诱导并影响下属以其最大的努力自觉为实现组织目标做出贡献。领导包含 3 个方面的意思:①领导必须具有领导者与被领导者(追随者);②领导者拥有影响下属的能力,这些能力包括上级组织赋予领导者的职位和权力,也包括领导者个人方面所具有的影响力;③领导的目的是通过影响下属来达到组织和集体的目标。

领导作为一个活动过程具有两个方面的涵义:①领导反映着社会生活中人与人的特殊关系,即领导者与被领导者之间的关系;②领导作为一个行为过程,它是由有目的、有秩序地表现出领导行为方向性和有序性的特点。从领导职能上看,就是通过领导者指令和行为,使下属心甘情愿地为组织目标而奋斗。在这里它又标志着一种权力和力量,影响甚至改变群体的活动。

(二)领导者

领导是一种活动过程,而领导者(leader)是一种社会角色,特指领导活动的行为主体,能实现领导过程的人。现代管理学家德鲁克认为,"领导者的唯一定义就是其后面有追随者"。

在领导工作中,领导者是领导活动的主体,与之相对应的被领导者是领导者执行职能的对象,二者相互依存,相互影响。在领导过程中,领导者通过指导、鼓励等影响被领导者,同时被领导者反馈给领导信息来修正其行为。领导职能的完成,需要与他人交流和沟通,而且人的感受、能力和心态不断变化,领导者与被领导者的关系也必须不断修正,行动必须不断调整,因此领导是一个双向的、动态的过程。

二、领导者的影响力

领导者重要的任务是"影响"个体或群体的行为。所谓影响力是指一个人在与他人交往中,影响与改变他人心理与行为的能力。影响力的基础是指挥下级的权和促使下级服从的力,其来源主要有两个方面:①来自职位的权力;②来自个人的权力。

(一)来源

1. 职位权力

这种权力是领导者处于组织中的某一管理层次,由上级和组织赋予。一般出于习惯和压力,人们不得不服从这种权力,包括以下3类。

(1)法定权力 是根据个人在组织中所处的职位而被正式授予的权力,其内容包括任命权、罢免权等。其形式具有非人格性、制度性。法定权力通常具有明确的隶属关系,从而形成组织内部的权力等级关系。

(2)奖赏权力 是对依照其命令行事的作用对象拥有分配有价值资源的权力。奖赏权的实施方式包括物质性奖赏(如提薪、发奖品等)和非物质性奖赏(如表扬、授予荣誉称号等)。

(3)强制权力 是建立在惧怕基础上的,对不服从要求或命令的人进行惩罚的权力。组织中强制权的实施手段主要有批评、训斥、分配不称心工作、降薪、解聘等。

2. 个人权力

(1)专家权力 是由于具有他人承认的知识、技能而产生的权力。下属听从有专家权力的上级的意见是因为他确信这些意见有助于更好地完成任务。

(2)参照权力 又称模范权,是由于具有他人喜欢、仰慕的人格特征而产生的力量。下属听从有参照权的上级的指示是因为对其高度的认识,愿意学习、模仿他的言行,借以满足个人的需要。

管理者要成为真正的领导者,必须学会有效运用各种影响力。在组织管理中管理者影响力运用的选择关键在于管理者所具有的影响力种类和管理所处的情景因素。

(二)种类与构成因素

领导者的影响力根据其性质可分权力性影响力和非权力性影响力。权力性影响力与领导者所拥有的职位有着直接的关系,而非权力性影响力则与自身的素质和行为直接相关。这两种影响力对领导者都是十分重要的。

1. 权力性影响力

权力性影响力是指领导者运用上级授予的权力,强制下属服从的一种能力。这种由上级赋予领导者的影响力对被领导者具有强迫性和不可抗拒性(如护士不能准时上班或有旷工行为会受到处分)。此类影响力属于强制性影响力的一种,是以外推力的形式发生作用的。构成权力性影响力的主要因素有如下。

(1) 传统因素　人们对领导者传统认识基础上的一种历史观念。即认为领导者不同于普通人,他们有权、有才干、比普通人强,使人们产生对他们的服从感。这种观念不同程度地影响了人们的思想与行为。这是传统观念赋予领导者的影响力。

(2) 资历因素　资历是指领导者的资格和经历。资历的深浅在一定程度上影响领导者的影响力。如一位有多年工作经验的护士长,在一线管理职位上资历较深,往往使人产生一种敬重感,他的言行容易使下属信服,其影响力比新任护士长的要大。

(3) 职位因素　处于某一职位的领导者,由于组织授权,使之具有强制下属的力量。领导者的职位越高,权力越大,下属对他的敬畏感就越强,其影响力也越大。领导者通常在人们心目中是领导权力的代表和象征。这种职位权力是组织赋予领导者的力量,与领导者本人素质没有直接的关系。

2. 非权力性影响力

由领导者个人素质和现实行为形成的自然性影响力称为非权力性影响力。它既没有正式规定,也没有合法权利的约束力,但其产生的基础比权力性影响力更广泛,作用更稳定和持久,而且是以内在感染的形式潜在地发挥作用。被影响者表现为心理和行为上的主动随从,自觉服从。构成非权力性影响力的主要因素如下。

(1) 品格因素　一个人的品格主要包括道德品行、个性特征、工作和生活作风等方面。领导者的品格反映在他的一切言行中。具有优秀品格的领导者将成为人们模仿的"榜样",受到人们的敬爱,并会对被领导者产生巨大的吸引力和感召力。无论职位多高,如果道德品质得不到下属的认可,其影响力的大小将会大打折扣。优秀的品格是构成领导者影响力的主要因素,因此各级护理管理者要注重自身品格方面的修养。

(2) 才能因素　才能是指领导者的聪明才智和工作能力。领导者的才能主要反映在工作成效和解决实际问题的有效性方面。领导者的才干是实现组织目标的重要保证,是其影响力大小的重要因素。才能超群的领导者可以使被领导者产生依赖感,自觉地服从领导者的指挥。

(3) 知识因素　丰富的知识,扎实而先进的技术为实现组织目标提供了保证。一个人掌握的知识越丰富,对下属的指导就越正确,越容易使下属产生信赖感。例如,一位护士长在病房的护理管理活动中,会遇到行政管理或业务技术方面的许多问题,若她拥有丰富的知识,则能够对问题做出正确的判断,采取正确的处理措施,使下属更信任护士长,而使得护士长威信更高。这种威信会与护士长职权发挥协同作用,大大提高护士长的工作效能。所以,提高业务知识是提高医院中护理管理者影响力的有效途径。

(4) 感情因素　感情是指人们对客观事物的心理反应。领导者与被领导者之间相互依赖、和睦相处,有良好的感情基础,就能使人产生亲切感。领导者与被领导者之间心心相印,关系融洽,能促使下属心甘情愿地为实现组织目标而奋斗。相反,如果领导者与被领导者之间关系紧张,就会造成双方产生心理距离,产生排斥、对抗,影响组织目标的实现。因此,领导者应注意与下属建立良好的感情,通过感情沟通获取最大的影响力。

在领导影响力中非权力性影响力占主导地位,起着决定性的作用,同时也制约着权力性影响力的作用。非权力性影响力具有以下几个特征:①对他人的影响不带强制因素,无约束力;②非权力性影响力是以内在感染的形式潜在地发挥作用;③被影响者从心理和行为上表现为主动随从和自觉服从。当领导者的非权力影响力越大,其权力影响力也会随之增强。因此,提高领导者的影响力关键还在于不断提高自己的非权力性影响力。

三、领导者的素质

领导者的素质是指领导者所具有的、在领导活动中起作用的基本条件和内在因素。领导者良好的素质需要在实践中不断积累,不断提高,并在实践中接受锻炼和考验。领导者应具备的素质要求包括:

(一) 政治素质

政治素质是领导者在政治思想和品德作风方面应具备的基本条件,是领导者对其所从事的事业所抱的态度和所持有的立场,是领导者素质中最重要、最根本的因素。作为一个领导者,要有较强的事业心和责任感,有献身精神,做到忠于职守、公正无私、清正廉洁、诚实守信、谦虚好学、平易近人;能够以身作则,树立"领导就是服务"的思想观念,以实际行动来影响和团结群众,自觉接受群众监督;不断提高自己的政治思想修养和道德品质水平。

(二) 业务素质

业务素质是领导者对本职工作熟悉的程度,是否精深和具有相当的造诣。领导者的业务素质除了本专业知识外,还应包括与本专业相关的各种知识,即具有"T"型知识结构,同时还要能灵活运用知识,解决工作中的实际问题。如护理管理者不仅要具备护理专业知识,还要具备相关的医学、社会学、心理学等学科的知识,也要掌握管理学、经济学、计算机应用等知识,才能增强护理人员的信任感,提高自己的非权力影响力,达到有效领导。

(三) 能力素质

能力是指一个人运用已有的知识、经验,分析问题和解决问题的本领。领导者的能力包括领导者的工作能力和管理能力,是领导者素质的综合体现。领导者头脑清醒、反应灵敏、机智果断、知人善用、富有开拓进取和创新精神是具有能力的表现。护理领导者在领导活动中应具备组织管理能力、综合分析能力、决策控制能力、选人用人能力和沟通协调能力,并将各种知识运用到管理实践中去,才能提高管理效率,实现有效领导。

(四) 心理素质

领导者的心理素质是领导者在领导过程中应具备的心理状态和特征,包括认知、情感、意志和个性等方面。领导者的心理素质直接影响到整个领导群体的领导效能,与领导者活动的成败密切相关。领导者应具备的良好心理素质,包括:敏锐的观察力、良好的记忆力,科学的思维能力,乐观、开朗、稳定的情绪,坚强的意志力,较强的自控能力,迅速准确的判断力,良好的性格,恰当的表达能力。护理管理者应该具备上述良好的心理素质,遇事沉着冷静,思维敏捷,这是护理管理者做到有效领导的心理基础。

(五)身体素质

身体素质包括精力与体力。领导工作是与人交往的工作,既劳心又劳力。领导者不仅要保持良好的身心健康,还要特别重视公众形象修养。护理管理者要带领护士做好护理工作,提高护理质量,需要有健康的体魄和文雅大方的仪态,表现出健康、活泼的精神风貌,朝气蓬勃、充满生机和活力,举止端庄稳重,待人热情诚恳、和蔼可亲,这样才能赢得下属的信赖与尊重。

第二节　领　导　理　论

一、领导理论

西方管理学家和心理学家十分重视对领导理论的研究,早在 20 世纪 30 年代,就对领导及其效能问题提出了各种不同的解释,从不同的角度提出了领导理论。从发展过程来看,依次从领导的个性特征、行为风格和领导环境等方面来研究其对领导效能的影响,从而形成了特征领导理论、行为领导理论、权变领导理论等 3 种主要的类型。

(一)特征领导理论

特征领导理论(trait theory)是对领导在个性心理特征和素质方面特征的认识、探索与研究。领导者的个性心理特征主要是指其能力、性格和气质方面的特性,包括领导者的品德、知识、才能、对人对事的态度、反应速度和强度等诸因素。西方管理学家一直把领导的个性特征作为描述和预测其领导效能成效的标准。这种研究试图发现领导人与普通人、有效领导与无效领导在个性心理特点方面的区别。他们主要从领导者身体特征(年龄、性别、身高、体力)、智力特征(知识、才能、智商)、心理特征(自信、热情、机警、独立、果断)、社会特征(社会关系、社会地位、教育程度、经历)等来研究有效领导的个性特征,其目的是找出并制定出一种有效领导的标准,以其作为选拔领导者和预测领导有效性的依据。特征理论研究中最具代表性的是美国心理学家吉赛利的研究。

1. 吉赛利的领导品质论

美国心理学家吉赛利对领导理论的研究长达 20 多年,积累了大量有关领导特征方面的经验与资料,撰写了《管理才能探索》一书,在此书中他总结了领导者的 8 种个性特征和 5 种激励特征。

8 种个性特征:才智、首创精神、监督能力、自信心、适应性、决断能力、性别、成熟程度;5 种激励特征:对工作稳定的需求、对金钱奖励的需求、对指挥别人的权力需求、对自我实现的需求、对事业成就的需求。

2. 特征理论的局限性

1)特征理论只强调领导者的个性特征对领导成效的影响,而忽略了被领导者的影响作用,同时也忽略了领导行为和环境有效性的影响,没有把领导特征看作是一个与外界因素相互联系、相互制约的有机整体,忽略了实践因素对领导有效性的影响。

2）在特征领导理论研究中对用于表达个性心理特征的概念内涵不清，在实际操作和评价中难以观察和测量，如对自信心、成熟程度等方面没有测量的尺度，很难形成稳定的体系。因此，该理论从 20 世纪 40 年代就不处于主导地位了，从此有关领导效能的研究逐渐转向了领导行为的研究。

（二）行为理论

20 世纪 50～60 年代，行为科学家和心理学家将研究的重点转向了领导行为的研究，试图从领导者的行为方式中探索有效的领导模式。领导行为理论（behavioral pattern theory）是研究领导者的不同行为风格对领导效能性的影响。行为理论人为地把领导者的行为风格划分为不同的领导类型，研究分析各类领导行为的特点与领导有效性的关系，将各类领导行为与领导效能进行对比研究。在领导行为理论中具有代表性的有二元理论、管理方格图理论和领导行为连续统一体理论。

1. 二元理论

二元理论又称为二维构面理论。这一理论是美国俄亥俄州立大学的集体研究成果。美国俄亥俄州立大学于 20 世纪 40 年代末对大型组织的 1 000 多种领导行为做了一系列深入的研究，并对其结果逐项进行概括，最后将领导行为归纳为两类，即分为"关怀型"和"任务型"。

（1）关怀型领导　领导者注意人际关系和下属的需要，对下属表现出信任、关心、尊重，乐于与下属建立相互信任、互相尊重的关系，能对员工一视同仁，并积极帮助解决员工个人问题。

（2）任务型领导　领导者以工作任务为中心，注重利用各种组织资源实现组织目标，把焦点放在完成工作任务上，严格要求员工维持一定水平的工作绩效，强调组织目标的按期实现。"任务"也有从高到低数个不同的程度。

以上 2 种不同的领导行为可构成 4 种不同的领导风格，即为领导四分图，如图 2－4－1 所示。

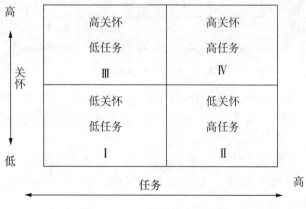

图 2－4－1　领导行为四分图

从图 2－4－1 可以看出，领导行为可分为 4 种情况：Ⅰ型：低关怀、低任务的领导者对工作任务和人都不关心，此种领导行为效果差，上下级满意度均低；Ⅱ型：低关怀、高任务的领导者最关心的是工作任务，对人的关心程度低，此种领导行为效果上级满意，下级满意度低；Ⅲ型：高关怀、低任务的领导者大多对工作不重视，只重视相互尊重和信任的群体气氛，此种领导行为效果上级不满意，下级满意高；Ⅳ型：高关怀、高任务的领导者对人和工作都比较重视，此种领导行为效果最佳，上下级均满意。

2. 管理方格图理论

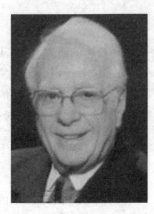

美国德克萨斯州立大学的心理学家布莱克(R. R. Blake)和莫顿(J. S. Mouton)发展了俄亥俄州立大学的二元领导理论，并在关心人和关心工作2个因素的基础上于1946年提出了管理方格图理论。该图为一张九等分的方格图，横坐标的9个等级表示领导者对生产的关心程度，纵坐标上的9个等级表示领导者对人的关心程度。纵横坐标的不同交叉点形成了不同的领导行为风格，评价领导者时，只要在图上寻找其交叉点，就可确定其领导的领导类型。方格图反映了5种典型的领导行为类型，如图2-4-2所示。

（1）9.9型　理想有效的领导类型。这种类型的领导者对人和生产都非常关心，上下关系协调，能充分调动下属的积极性，生产任务完成出色。研究结果证实，这类领导方式能获得高效率，因此，又称为"战斗集体型"或"团队型"领导。

布莱克

（2）1.1型　对人和工作都极不关心，这种领导方式的领导者

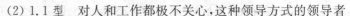

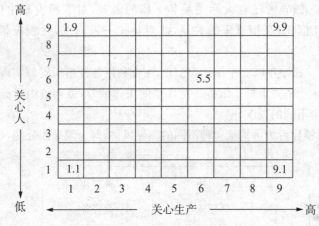

图 2-4-2　管理方格图

只做一些维持自己职务的最低限度的工作，其领导行为效率极低，又称为贫乏领导。

（3）1.9型　对工作人员需求的满足极为关心，极力为职工创造一种友好的组织气氛，但不关心工作效果，又称"乡村俱乐部型"领导。

（4）9.1型　对工作效果高度关心，但不关心工作人员需求的满足，虽然能在短期内达到较高的工作效率，但职工士气不高，其长期作用是消极的。因此这种领导类型又称为"任务型"领导。

（5）5.5型　对工作效果和工作人员需求的满足的关心程度处于一个适中的状态，两者都不突出。工作成绩和职工士气也达到中等水平。因此，这种领导类型是一般化管理，又称"中庸之道型"领导。

管理方格理论为管理者正确评价自己的领导行为、培养发展管理人员、掌握最佳的领导方式提供了有效的指南。

3. 领导行为连续统一体理论

这种理论是由美国学者坦南鲍姆(R. Tannenbaum)和施密特(W. H. Schmidt)提出的。这一理论的核心思想是：有效的领导者能适应环境的变化,考虑到自己的能力、下属的能力及环境情况和任务的性质,适当而有效地授权。这一理论认为,领导的行为风格不是在独裁和民主任选其一,因为在独裁式领导和民主式领导之间,存在着许多领导方式,它们构成一个连续统一体。领导的行为风格应根据具体情况在这个连续统一体中进行适当的选择。有效的领导应具有较强的组织内外环境的适应能力。

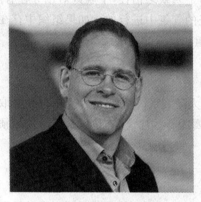
坦南鲍姆

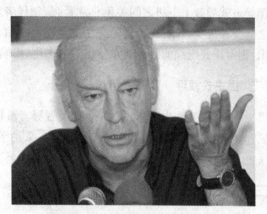
施密特

(三) 权变理论

权变理论学家认为,领导是一种动态的过程,领导的有效性依赖于领导行为与情景的匹配和协调一致,许多理论家试图找出影响领导有效性的关键情境因素。研究表明,影响领导效能的因素很多,其中环境是影响领导效能的重要因素。也就是说,并没有一种领导方式可以普遍适应于所有的情况和所有的人群。因此,领导者在决定采取某种领导方式时,应同时考虑各种环境包括被领导者的能力、上下级关系、任务结构、职位权力等。权变理论是对行为理论的发展,其中最具有代表性的是美国管理学家费德勒(F. E. Fiedler)的权变理论。

费德勒在大量研究的基础上,提出了权变理论。他认为任何领导方式都可能有效,关键是要与环境条件相适应,并且提出影响领导有效性的情境因素有 3 种。

1. 上下级关系

上下级关系指下属对领导者的信任、尊重、喜爱和愿意追随的程度。如双方高度信任,能相互尊重和支持,则相互关系好;反之,则关系差。

2. 任务结构

任务结构指下属承担的工作任务的明确程度。当工作任务明确、具体,容易理解、有章可循,则任务结构明确性高;如任务结构复杂、无先例、无标准的程序,则任务结构明确性低或不明确。

3. 领导者职权

领导者的职位权力是指与领导者的职位相关联的正式权力,以及领导者在整个组织中从上到下所获得的支持程度。如果领导者对下属的工作任务分配、薪金分配、职务升降等有决定权,则职位权力强;反之,则职位权力弱。

二、领导形态

（一）集权式领导

集权式领导，又称独裁式领导。这种领导方式将权力高度集中，领导者总揽一切权力，下级无任何发言权，只有服从权。这类领导者在设立和决策组织目标和规划时不征求下属和他人意见，只需要下属执行决定，完成任务。如果下属达不到规定的目标或完不成任务就要受到惩罚。这种领导方式导致上下级之间关系非常紧张，领导者对下属缺乏信任，下属则对领导存有戒心，相互之间交往极少，仅有极少次的交往也是在互不信任的气氛中进行的。如果组织中存在非正式组织，则对正式组织的目标通常持反对的态度，影响组织目标的实现。

（二）民主式领导

民主式领导，又称为协商式领导。这类领导者重视人际关系，领导者能广泛听取并采取下属的意见和建议；遇到问题时能与下属进行讨论，采纳下属的有益建议和意见，最后决策。领导者与下属之间有较为协调的双向沟通与交流，能做到上下一致，齐心协力。

（三）放任式领导

放任式领导是一种放任自流的领导方式，领导者将权力充分授予下属，对下属作最低限度的监控，领导者授权后对下属执行情况不检查、不监督，听之任之，放任自流。

（四）参与式领导

这类领导者积极鼓励下属参与决策，上下级之间彼此信任、平等，下属能参与管理，领导者能与下属共同讨论组织目标的设立与制定，最后由领导者作出决策。由于下属参与决策，明确组织目标的目的、意义，实施途径和方法，因此，在实施目标过程中能够进行自我控制，为实现组织目标努力奋斗。

第三节　领 导 艺 术

所谓领导艺术（leadership art），是指领导者利用已有的知识与经验，驾驭实际工作的各种技巧、手段和特殊方法。它是非规范化、非程序化的领导行为，是领导者智慧、学识、才能、胆略和经验的综合反映，是领导者素质的体现。精湛的领导艺术是领导者实现管理目标，取得最佳管理效果的重要手段。

一、人际关系

人际关系（interpersonal relationship）是指人与人之间在心理上的吸引与排斥关系，反映人与人之间在心理上的远近亲疏距离。凡在社会中生活的人，不能脱离群体而单独存在，而需要与他人不断进行语言、思想、观点、动作、感情等相互交流和影响，从而建立相应的人际关系。通常以人们在相互交往过程中，在物质和精神方面能否得到相互满足作为人际关系的基础。因此，人际关系含有强烈的感情成分,常以信赖、喜欢、支持、接近、厌恶、仇恨、回避等形式表现出来。

良好的人际关系具有积极的作用。领导者、管理者应主动引导群体朝着积极的人际关系方向发展,建立良好人际关系的具体方法有如下几种。

(一)加强领导者自身建设

领导者良好的思想品德与道德作风对组织内人际关系有着非常重要的影响。护理管理者应注意:①培养自己在仪表、谈吐和威信方面的吸引力;②不断学习,拓宽自己的知识面与兴趣面,增加自己与各级护理人员的相似性与吸引力;③主动接近群众,平易近人,善于与各类人员交往,增强交往的深度。

(二)进行有针对性的思想教育工作

思想教育工作是在组织内建立良好人际关系的重要手段。护理管理者应充分了解组织内各成员的气质和性格特征,针对成员的具体情况,有针对性地进行思想教育工作。如有的护士多次出现差错,反复提出无效,应对其进行严厉的批评,帮助其改正错误;有的护士对工作不满意,应给予疏导;有的护士在工作中有实际困难,应帮助解决。深入细致的思想工作,使每个成员相互理解,提高认识,收到良好的效果。

(三)促进成员间交往

创造一个有利于交往的群体环境和交往气氛,促进成员之间的相互交往。

人际交往的频数及质量对人际关系影响很大。护理管理者应利用权力性和非权力性影响力创造一个适宜群体成员交往的良好气氛和环境,通过组织一定形式的活动,促进成员间的交往,活跃群体气氛。一方面鼓励大家分工协作,团结共事;另一方面,加强相互交往,加深理解,减少误会。可以组织必要的文娱及其他社交活动,增进感情交流,活跃气氛,为建立良好的人际关系创造条件。

(四)建立合理的组织结构,明确组织关系

组织内结构是否合理,组织关系是否明确同样影响人际关系。由于机构或岗位设置不合理,组织关系不明确,会导致相互推诿,影响关系。护理管理者应注意合理设置护理组织机构,明确各层次人员的岗位责任,充分发挥各级人员优点和长处,以便形成良好人际关系。

(五)建立健全的管理制度和管理措施

医院护理工作复杂,涉及面广,时间性强,稍有疏忽就有可能出现差错和事故,影响患者利益和医院的声誉。建立健全的组织管理制度,落实管理措施,对违反管理制度和不符合道德规范的行为应按制度和管理措施严肃处理,避免由于组织无章可循、管理不严对人际关系带来的负面影响。

(六)积极鼓励组织成员参加管理

组织成员通过参与管理,可以增强其对工作和环境的认识,减少不满情绪,了解管理状况,满足成员参与的心理需要。通过参与,使管理者与被管理者之间人际关系获得加强和改

善。如授权护士排班（按统一的基本原则），可提高护士对护士长的理解，密切关系，提高护士满意度。

（七）应用人本原理和激励理论，满足成员需要

管理者在与下属交往的过程中，若能满足其需要，使成员在交往中得到互补，则有利于建立和改善人际关系。护理管理者对下属在物质、精神、生活、学习等方面的需要给予关注，并通过各种方式满足下属的不同需要。应用人本原理和激励机制调动下属的工作积极性，如对有成就需要的下属，授予其对某项工作负责的机会，当其做出成绩时，及时给予表扬和鼓励，使其需要得到满足。

领导者对建立和改善群体人际关系起主导地位，应经常不断地总结经验，吸取教训，自觉地引导群体朝着积极的、和谐的人际关系方向发展。

二、用人艺术

现代管理工作的核心是管理人，是调动人的积极性和创造性去完成各项具体的工作，人管理不好就什么任务也完不成。领导者的用人艺术是组织或团体制胜之术。领导者的用人艺术包括以下几个方面。

（一）任人唯贤，求贤若渴

贤者主要指心地纯洁、品德高尚、才能出众、作风正派。领导者要做到任人唯贤，就必须出以公心，善于发现人才，合理使用人才，积极培养人才，充分调动和发挥人的主观能动性，使之能为实现组织目标努力奋斗。

（二）知人善任，合理配置

知人，即要知人之所长和人之所短。善任，就是要用其所长而避其所短。知人才能善任，善任才能发挥人的潜力和积极性。一般来说，管理型人才可分为3种类型，即开拓型、协调型和实干型，在组织内应合理配备及使用各种类型的人才。

（三）用人不疑，以诚待人

用人不疑，讲的是对人的信任。信任，是对人才的最大褒奖和安慰。也就是说，领导者应充分信任下属，委以职，授以权，这样才能使下属的积极性、主动性、创造性得到充分发挥。

（四）用人之长，容人之短

"金无足赤，人无完人"。一个才能突出的人，往往也有明显的缺点。聪明的领导，不仅会用人之所长，也会容人之所短。

（五）适当激励，调动积极性

激励是一种重要的用人艺术，管理者在使用人的过程中，应根据其表现和贡献，采用多种方法对其进行激励机制。激励的方法有精神、物质等方面的奖励，以充分调动人的主观能动性。

三、激励艺术

激励是激发鼓励之意。是激发人的动机,诱导人的行为,使其发挥内在潜力为实现组织目标而努力的过程。这个过程的基本模式为:需要—动机—行为—目标—需要满足。这说明人的行为是在某种动机的驱使下,为达到一定的目标而进行的努力。从护理管理的角度出发,激励应包括两个方面:一方面调动护士的积极性,提高工作效率;另一方面调动患者的主观能动性,使其主动地配合医疗和护理,达到早日康复的目的。

(一)满足需要

根据马斯洛的层次需要论,要深入了解和认真分析下属真正的需要,采取多种方法满足其需要,并注意满足物质和精神两个方面的需要。马斯洛认为,未满足的需要激励人的行为;当某一特定需要得到最大限度满足时,高一层次的需要就变成主要的激励因素。因此,护理管理者应从满足护士的需要着手,了解护士行为的原动力和不同的需要层次与水平;创造适宜的工作环境和组织气氛,建立一个以达到目标为基础的奖励系统,对在工作中卓有成效的护士,应给予及时的奖励;对有权利需要的护士,适当授权,让其承担一定的责任,以激发其工作热情。

(二)应用正、负强化作用,优化护理人员的行为

管理者在管理工作中应合理应用正、负强化作用,做到奖罚结合。尽量应用正强化作用,如用表扬和奖励来强化护士的优良行为。批评、惩罚虽然有助于修正人们的不良行为,但是一种消极的改变行为的手段,应慎重使用。

(三)引导下属正确归因

管理者可通过应用归因理论,达到激励的目的。管理者应注意深入了解和分析下属对行为的不同归因,引导下属把成功归因为自己的成功与个人的努力,以增强其职业自信心,充分调动工作积极性。

(四)满足下属的期望

在护理管理工作中,按照期望理论的观点,护士工作动机的强度,主要与其获得期望结果可能性的大小有关。也就是说,护士完成工作目标后,所得到的报酬是否能满足其个人需要,只有当期望值和效价都高时,才能真正达到高激励水平。因此,护理管理者在护理管理工作中应注意:强调期望行为,让所有的护士都清楚地知道什么样的行为是组织所期望的行为以及组织对其行为的评价标准;强调工作绩效与奖励的一致性;重视护士的个人价值,根据护士不同的价值观,采取精神鼓励和物质奖励相结合的激励手段,最大限度满足护士的期望,充分调动护士的积极性。

(五)公平、公正

护理管理者在护士工资调整、奖金分配、学习机会、职务晋升等工作中应注意公平理论的应用。对所有护士一视同仁,公平对待,重视护士的公平要求,满足护士的需要;要注意公平不是平均主义,也不是"大锅饭",在工作中应根据个人对组织的贡献大小在报酬上有所区别;在工作中

要注重培养奉献精神，同时也要提倡比贡献大小的做法，执行按劳分配、按劳取酬的原则。

四、沟通艺术

沟通（communication）是指人与人之间通过语言、文字、信号、电讯等方式，相互之间进行思想、观点和情况交流，以取得共同理解和认识的一种行为过程。组织内正常、有效的沟通，不仅有助于建立和改善人际关系，增强领导与下属相互之间的了解，而且是树立组织形象、发展公共关系、提高组织效率的重要方法。

沟通的基本要素包括：信息源、信息编码、传递途径、信息的接受者、信息解码、信息反馈等6大要素。有效沟通的方法包括以下几个方面。

（一）掌握语言沟通的技巧

语言沟通技巧实际就是谈话技巧，需要反复训练、实践才能获得。谈话是领导者一项主要工作形式，也是人与人之间的一种交往形式，具有很强的感情色彩。

（二）正确运用文字沟通

运用文字沟通时应注意简单扼要、明确易懂、准确，使接受者易于接受和理解。

（三）选择合适的沟通渠道

根据对方的知识背景、年龄特征、身体状况、语言特征等选择合适的沟通渠道，以达到有效沟通的目的。

（四）创造平等和谐的沟通气氛

信息沟通是双方的事，实现双向沟通的关键是创造一个平等和谐的沟通气氛，使沟通双方都能畅所欲言，说出自己的心声。

（五）注意倾听与阅读

倾听与阅读是接受信息过程中最重要的途径。领导者要想准确、完整地接受信息，就必须注意有选择地倾听和阅读各种信息。

（六）语言沟通艺术（谈话的艺术）

谈话是领导者实现管理过程中与上级和下级进行沟通的重要工具。谈话是一种有目的、有计划的面对面的交流，包括谈话方和被谈话方。一般来说，谈话的目的包括了解情况、布置任务、传达上级指示、解决问题、协调关系、指导工作、请示、汇报等。谈话的方式分为正式谈话和非正式谈话2种。正式谈话是指工作时间内进行的业务性谈话，包括座谈、会晤、交换意见、反映情况等；非正式谈话一般指非业务性谈话，应在工作时间之外进行。

五、协调艺术

协调是指为了实现组织的宗旨、目标和计划，对组织内外各单位个人的工作活动和人际关系进行调节，使之能相互配合、相互适应以达到最佳整体效能的过程。正确掌握与使用协调艺术应遵守以下原则。

(一) 相互尊重原则

协调的实质是处理人际关系,而处理人际关系的首要准则是相互尊重,相互关心。只有相互尊重,协调才有良好的基础,有效的协调总是从互相关心、互相尊重中得来的。领导者在协调过程中应注意提高自身的道德修养,养成平易近人、平等待人的优良作风,尊重、关心他人,才能进行有效的协调。

(二) 及早协调与连续协调相结合原则

协调贯穿在整个组织活动的全过程,是一个连续的过程。领导者在组织活动开始之前,就应考虑将来活动中可能出现的矛盾和问题,采取预防和调节措施,而不要等到出现了矛盾或问题以后再去调节。但又要注意,协调是一个动态的过程,不要期望协调一次就一劳永逸,需要在整个活动过程中连续不断地进行协调。

(三) 公平合理原则

公平是减少矛盾和解决矛盾的首要条件,合理是各种要素的配置达到科学化、最优化的基本要求。因此,领导者在协调过程中应做到公平合理,排除个人的好恶感、防止偏向,坚持按科学的标准进行协调。

(四) 强化信息沟通原则

沟通是解决矛盾、协调内外关系的重要手段。领导者要协调好各方面的关系,解决存在的矛盾,有赖于及时有效的信息沟通。在现实生活中许多矛盾和分歧都是由于信息未能沟通所引起的。因此,应强化各部门、各人之间的信息沟通,做到及时发现问题、解决问题、消除矛盾和分歧,达到组织和群体的团结统一。

(五) 原则性与灵活性相结合原则

协调工作的原则性,国家的政策法令、组织目标、计划、制度等,是组织进行业务活动的准则和保证协调工作的依据。但在不违背原则的前提下,对组织或成员为实现组织目标中作出的种种努力,允许求同存异,体现协调的灵活性。领导者在协调过程中应注意原则性必须与灵活性相结合。只有原则性,没有灵活性,可导致双方僵持不下,难以协调行动;而只讲灵活性,不讲原则性,又可导致偏离国家的政策法规和组织目标计划,影响组织的发展。

六、语言表达艺术

语言是人类交际的重要工具,它具有许多社会功能,如传递信息、情报,表达说话人的情感和态度,维持人员相互之间的联系等。领导者的语言表达不仅是建立良好人际关系、提高领导威信、增强领导效能和塑造自身形象的有效手段,同时也是反映领导者的文化素质、道德修养、社会经验和思想素质的一个重要方面。因此,领导者应注重研究语言表达艺术,提高自身的素质修养,以提高领导效能。领导者的语言应注意以下几个方面:

（一）体现政治性

体现政治性是对领导者语言表现最基本的要求。也就是说，领导者讲话需要政治性语言，不得发表有损国家利益和民族利益的言论。

（二）体现职业特色

领导者应掌握本行业的专业语言，不讲外行话。

（三）注意场合和身份

领导者讲话应注意场合，讲适合自己身份的语言。若不分场合，不注意自己的身份讲些有失身份的话，则有损领导者自身形象，甚至失去领导者的号召力。

（四）注意讲话的对象

领导者应根据不同的讲话对象选用不同的语言，如大会可选用共同语言；小会可选用个性化语言；对上级多用请示、报告、汇报等语言；对下级则用指示、要求或商量等语言。

（五）运用多种表达艺术

领导过程千变万化，领导者的语言表达也应根据不同的情况、不同的场合，巧妙地运用各种语言表达方法，以达到最佳的领导效果。

1. 直接表达

当情况清楚、事态明朗，就等领导表态时，可以运用肯定而又简单的语言表达，如"行""好""可以"等，一锤定音，以体现领导者果断的作风。

2. 间接表达

对于情况不清楚、事态不明朗的问题，不能立即作出肯定的回答时，应使用模糊的语言来缓和紧张的气氛，如"我们研究一下""我们讨论一下"等。待观察或调查清楚后再给予明确的答复。

3. 迂回表达

领导者在与对方谈话过程中，明知对方说得不对或做得不对，但不可直接说"你说得不对"或"你做得不对"，而是以委婉的方式达到目的，如"你说得也对，但换一种说法可能会更好"。这样让对方既保持了自尊，又明白了领导的意思。

4. 非绝对化表达

领导者在处理工作时，应把问题讲明而不把话说绝，留有余地。一旦事情发生变化，需要重新决议时，就不会造成很大的困难。相反，则需大费口舌，使工作难度增加。

七、开会的艺术

会议是领导为了达到一定的目的，把被领导者聚集在一起交流思想、感情和信息，以达到统一认识和统一行动的一种活动方式，根据会议的目的可将会议分为信息分享会议、问题解决会议、创新构思会议和教育培训会议4种。

领导者通过会议，传达党和国家的方针、政策及上级指示，讨论和确定本单位的工作目标和计划，集思广益，做出决策。因此，会议在领导工作中具有重要的意义，领导者应注意讲究开会的艺术,有效地利用会议时间,提高会议的效率,防止开而不决或马拉松式的会议。

一个成功的会议是通过会议达到最优的决策,以最优的方案解决问题。要使会议取得圆满成功,应注意开会的艺术。

(一) 做好会议的计划筹备工作

领导者在确定开会前,应做好会议的计划筹备工作,不开无准备之会。会议的具体准备工作包括以下几个方面。

1. 会议内容的准备

内容准备包括确定会议的主题及相应的名称、会议的议程、参加会议的人员、会议召开的时间和地址、会议需要讨论的议题、需要审议或下发的会议文件等。根据这些内容拟定会议通知,通知内容应包括会议内容、中心议题、开会时间、地址、参加人员和要求。预先发布会议通知,使参加者事先知道开会的时间、地址和中心议题,以便做好参加会议的准备。预测会议可能出现的问题并作出对策。

2. 会议的筹备

会议组织者应做好会议筹备工作。明确会议筹备人员的分工,分别落实会议的各项准备工作。

3. 会议物资的准备

做好会议的经费预算,会场布置,合理安排与会人员的饮食、住宿、交通工具、娱乐、医疗保健和购物等,尽量做到人性化服务,让与会者满意。

4. 领导者的准备

领导者应亲自参与会议的筹备工作,并精心准备好大会讲话或报告,对需要会议解决问题的方针应有一个初步的设想。

(二) 选择适当的会议方式

大会主持者应根据会议的内容、目的、人员和时间等条件,选择合适的会议方法,以提高会议的效率和质量。常用的会议方法:中心发言法、问题讨论法、典型引导法和自由发言法等。

(三) 善于主持会议

主持会议是一门高超的领导艺术。领导者经常要主持各种会议,必须掌握主持会议的技巧,才能得心应手地处理会议中的各种情况,提高会议的质量。主持会议的技巧主要包括以下几个方面:

1) 主持者应仪表整洁、举止端庄、精神饱满。

2) 开场白应语言清晰、条理清楚,用简单扼要的语言介绍会议的主题、目的、意义、议程及方法。

3) 引导与会者围绕中心议题进行讨论和发言,避免出现离题现象。

4) 主持人应清楚会议的内容、时间安排。在会议过程中要注意掌握会议的进度,及时转换议题以确保重点内容的时间,限制非重点内容的时间。

5) 妥善协调人际关系和各方意见。主持人应使用民主参与式的领导方式,创造一种易于调动大家发表意见的气氛,鼓励与会者发表自己的意见,特别是不同的意见。主持者应善于将分歧意见进行归纳,使与会者明确争论的焦点及各方意见的利弊,从而把讨论引向深入。但对会议中出现的各种形式的争吵,主持者要以权威的姿态及时制止。

6) 注意调整会议气氛。良好的会议气氛是达到会议目的和效果的重要因素之一,会议主持者应根据会议的内容和要求随时调整会议气氛,使之与会议内容相适应。否则,将影响会议的进程或导致与会者人际关系紧张。

7) 提高会议效率。提高会议效率最重要的一点是节约会议时间。节约时间要求按时开会,开短会,主持者和与会者发言简明扼要,少说废话、空话,必要时限定发言者的时间。

8) 做好会议总结。会议总结是大会主持者画龙点睛之笔,关系到会议能否圆满成功。会议主持者应根据会议内容和讨论、发言情况进行归纳总结,能拍板的进行拍板定案,暂不能拍板的问题,应做好解释,并明确再次讨论的时间和解决的方法。

第四节　领 导 决 策

决策是人类活动的主要内容之一,有史以来就以其特有的决策能力,征服自然界,以求得生存与发展。决策是科学管理的前提,贯穿于整个活动过程,渗透于管理的所有职能,所有的领导者都可称为"决策者"。

一、决策的概念

决策是为了实现一定的目标,针对实施目标过程及可能出现的问题,制定解决问题的行动方案并实施的全部过程,简单地说,决策就是做出决定。决策包含以下涵义。

1) 决策是一种自觉的有目标的活动。

2) 决策必然伴随着某种行动,是决策者与外部环境、内部条件进行某种交互作用的过程。广义的决策可以理解为决策者制定、选择、实施行动方案的整个过程。狭义的决策专指决策者对行动方案的最终选择。

决策的发展过程经历了从经验决策到科学决策2个阶段。经验决策主要依靠决策者的经验和知识,存在较大的局限性。科学决策则是依据逻辑思维和理性思维方法,按照科学的决策程序,运用现代科学手段进行的决策活动。

二、决策的作用

决策贯穿于管理的全过程,其具体作用主要体现在以下几个方面。

(一) 决策是管理工作的核心

管理者在实施计划、组织、人员配备、指挥、控制等职能活动过程中,其中心工作就是进行各种各样的决策。例如,在实施组织职能的过程中,如何进行机构设置、人员配备和责权划分等都是需要决策的重大问题。在一定程度上可以说,管理职能活动是由一系列的决策所组成的,而决策是管理职能工作的核心工作。

(二）决策是组织增加凝聚力的重要纽带和保证

决策明确了组织目标、发展方向和行动配合要求等，因而能使各部门的思想和行动有效地协调起来，能充分调动组织内员工的积极性，增加凝聚力，减少资源浪费，使有限的资源发挥最大的运转效益。行为科学家研究证实，适当树立具有挑战性的目标，是激励员工积极性的一种创造性的方法。

(三）决策是行为的准则

决策不仅决定了行动方案和具体的行动过程，而且指引整个行动过程，并在实施过程中针对实际情况不断对行动做出调整，力求以最小的成本，获得最大的效益。科学、理性的决策会使人们的行为避免盲目性、减少风险，趋利避害。因此，科学、正确的决策是行为的准则。

(四）决策是事业成败的关键

在当今社会经济生活中，内外环境的变化剧烈，组织的生存发展在很大程度上取决于决策的正确性。决策失误而造成的损失是惨重的，在短时间内是无法挽回的。例如，美国克莱斯勒汽车公司，是美国三大汽车公司之一，由于经营决策上的失误，在 1979 年短短 9 个月中就亏损了 7 亿美元，打破了美国企业亏损的最高纪录。管理的作用证明，决策是科学管理的重要职能，决策科学化是实现管理现代化的关键。

三、决策的原则

科学的决策必须遵循一定原则，才能保证决策的正确性。实施决策时应遵循以下原则。

(一）目标原则

组织中的任何一项决策，都应围绕组织预定的整体目标而进行，各项微观决策是宏观决策在某一范围的具体应用。护理组织的各级管理者要根据所处的环境条件，围绕护理组织目标、医院目标、卫生保健工作目标做出符合实际的决策。

(二）信息真实原则

信息充分准确是科学决策的基础。只有掌握了大量真实的信息，并进行科学合理的归纳、整理、比较、选择，才能做出科学的决策。各级护理管理者必须高度重视信息工作，保证各种数据、资料的全面性和真实性。

(三）可行性原则

管理者应从实际出发，分析主客观条件，研究可能出现的变化，预测决策实施后的影响，以保证决策可行。尤其是做重大决策前，更需要审慎论证，周密审定、评估。切忌片面强调需要，单纯考虑有利因素或不利因素。

(四）对比择优原则

正确的决策，必须建立在对多种方案的对比之上。只有充分比较，权衡各自利弊，才能从中择优。因此应制定 2 种以上的方案，以便从中选出最佳方案。

（五）集体决策原则

管理者在决策时要克服个人在知识和经验方面的局限性，必须集思广益，充分发挥集体的智慧，调动他人的积极性。但集体决策并不排斥个人在决策中的重要作用。现代医院中的护理组织是一个复杂的系统，单凭一个人的智慧和经验难免决策失误。要积极采取集体决策，保证决策正确。

四、决策的步骤

正确决策，需要按照一定的程序进行。每一步骤都有其具体的涵义和相应的决策技术，决策是一个提出问题和解决问题的完整统一的过程。它包括以下具体步骤。

（一）提出问题，确定目标

提出问题是确定目标的基础，是决策的前提。确定目标是确定决策的预期结果，同时也是拟订和选择可行性方案的依据。

（二）拟订可行性方案

为了能选择出实现目标的最佳方案，首先必须拟订出各种可行性方案。在拟订方案过程中应用现代科学理论和技术，对方案进行详细的技术设计和定量考证，拟定出各种条件下的最佳对策，并将各种方案具体化，力求使各种方案体现其创造性。

（三）评价选择最佳方案

通过采用科学的定性、定量分析方法和手段，严密的逻辑推理，演绎计算和分析对比，选择出技术方案可行，经济效益和社会效益好的最佳方案。

（四）组织实施

决策的目的是为了实施。首先要研究分析方案方式与步骤，拟订相应的实施措施，制定切实可行的实施计划。

决策是一个受多种因素影响的过程，随着社会的进步与发展，决策的内容、范围、影响因素日趋复杂。领导者在进行决策活动时，应充分体现现代决策的特点，体现决策的集体性、科学性、现代性以及动态化、多维化、考评化。

第五节 处置冲突

一、冲突的概念

冲突是指群体内部个体与个体之间、个体与群体之间存在的互不相容、互相排斥的一种矛盾的表现形式。现代管理哲学认为冲突是一种自然的产物，而且是组织活动中不可缺少的一部分。如何正确认识和理解冲突，合理处理组织内或小组内非建设性冲突，提高管理的效能，是管理人

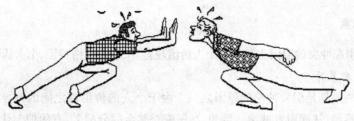

冲突

员的职责。冲突究竟在组织中起什么作用,人们有一个逐渐认识的过程。

(1) 传统主义理论　认为所有的冲突都是有害的,具有破坏性,应当避免。

(2) 人类关系学说理论　认为冲突是所有组织自然发生的现象,是不可避免的、合理的,应该接受冲突的存在。

(3) 交互作用观点　不仅接受冲突的存在,而且认为冲突对组织生存是有利的。一定水平的冲突能使组织保持团体活力、自我反省和创造力。冲突使人们认识到改革的必要性,使毫无生气的组织充满活力。把冲突归为绝对有害和绝对有利的观点都是不恰当的。冲突究竟对组织起什么作用,应根据其性质而定。

二、冲突的分类

冲突的类型根据不同的标准有多种分类,如果根据冲突发生的对象可分为个体与个体之间的冲突、个体与群体之间的冲突、群体与群体之间的冲突、部门与部门之间的冲突;根据冲突发生的过程可分为潜在性冲突和公开化冲突;根据冲突呈现的方式可分为直接冲突和间接冲突;根据冲突对组织的作用可分为建设性冲突和非建设性冲突。

(一) 建设性冲突

建设性冲突是指冲突各方目标一致,实现目标的途径手段不同而产生的冲突。主要作用:可以促使组织或小组内部发现存在的问题,采取措施及时纠正;促进公平竞争,提高组织效率;可防止思想僵化,提高组织和小组决策质量;可激发组织内员工的创造力,使组织适应不断变化的外界环境。但值得注意的是,一种可以达到健康和积极效果的冲突类型,在同一小组的另一个时候可能就是非建设性的。

(二) 非建设性冲突

非建设性冲突指冲突各方目标不同造成的冲突,往往属于对抗性冲突。非建设性冲突对组织具有以下不利作用:对组织发展起消极破坏作用;对组织内成员心理造成紧张、焦虑、导致人与人之间相互排斥、对立、削弱组织的战斗力;涣散士气,破坏组织的协调统一,阻碍组织目标的实现。

三、冲突的原因

冲突归根到底都是体现了人际关系的冲突,矛盾是客观存在的,人与人之间发生各种矛盾冲突也是在所难免的。领导者应正视组织内的各种冲突,分析冲突产生的原因,针对原因采取适当的方法解决矛盾和冲突,协调各种关系,以促进组织目标的实现。引起冲突的主要原因有:

（一）个人因素

由个人因素引起冲突的原因主要包括个人价值观差异、个人性格特征、个人认识上的差异等。

1. 个人价值观差异

个人价值观的差异是引发冲突的原因之一。由于个人的价值观之间的差异,可导致意见分歧、偏见、不公平感等,从而引发冲突。例如,在医院对奖金的分配上,有的护士认为公平,而有的护士则认为不公平;又如在护士长的排班过程中,有的护士认为合理,有的护士则认为不合理。这些分歧都来源于个人价值观的差异,这种差异长期存在,势必会引起冲突。

2. 个人性格特征

个人性格特征的差异容易引起冲突,如有的人性格内向、性情温和,有的人则性格外向、性情暴躁,不同性格特征的人相处共事时,有可能引起冲突。

3. 个人认识差异

个人认识上的差异可引起冲突。如有的护士认为护理模式改革很有必要,积极参与改革,有的护士却认为没有必要,反对改革,两者之间势必引起冲突。

（二）沟通不良

团体与团体之间、人与人之间,由于沟通不良,导致彼此之间互不了解、互不关心,或在沟通过程中语言表达不当或沟通方式不当引起彼此的误解、分歧和矛盾。如护士在向护士长反映自己工作中存在的困难时,若护士长正在处理别的事情,没有理会或反应冷漠,则会使护士感到护士长对自己不关心,产生失望甚至反感的情绪。

（三）利益分配不公平

任何单位和个人都有其自身的切身利益,如工资、奖金、职称晋升等。如果奖励方法不公平,惩罚不一视同仁,必然会引起冲突。

（四）资源紧张

每个组织拥有的资源（如人、财、物）都是有限的。但在资源的分配过程中,由于资源紧张,若大家只顾满足自己的要求或需要时,就会有不能满足其要求与需要的,彼此之间为了争夺资源,势必引起冲突。

（五）职责权限规定不清

如果组织工作的职责权限划分不清,个人没有明确的责任范围,则形成有利的事大家抢着干,不利的事就相互推诿,相互踢皮球,容易引起相互间的冲突。

四、冲突的处理

领导者应正确对待组织中存在的冲突。既不能回避,也不能贸然行事,要想方设法协调、控制、解决冲突。除了用行政的、经济的、法律的方法外,从管理心理学角度讲,还应遵循"具体问题具体分析"的原则,有的放矢,根据冲突发生的原因,采取不同的方法去解决。

（一）二维方式解决冲突

托莫斯（K. Thomqs）认为，处理冲突一般应从两个方面的因素进行考虑权衡，以确定处理的方法，即二维处理法。一方面是合作性，指冲突发生后对他人利益的满足程度；另一方面是坚持性，指冲突发生后坚持对自己利益的满足程度。根据冲突双方在坚持性和合作性方面不同程度的表现，可产生以下5种解决冲突的方式。

1. 竞争

竞争是指冲突发生后，冲突的某一方强调维护自己的利益而不愿合作，以不惜牺牲别人的利益换取自己的利益。竞争方式解决冲突通常适用于情况紧急，必须当机立断，或涉及组织的根本利益，自己确信目标正确的情况，是对于重大争论无法用其他方式解决时必须采用的措施。

2. 协作

协作指冲突双方愿意在双方利益同时得到满足时，协商寻求对双方都有利的解决方法。如办公室只有一台计算机，甲乙两人都需要在某日同时使用，就发生了冲突，最后两人通过协商，决定甲在上午用机，乙在下午用机，从而达到满足双方需要的目的，这就是协作解决冲突。此时双方都着眼于通过采取对双方都有利的方法解决问题。

3. 通融

通融是当冲突发生时，冲突的一方把对方利益置于自己利益之上，为了合作而牺牲自己利益的处理方式。这种处理方式具有自我牺牲精神，一般适合于下列情况：引起争议的问题对自己并不重要，但对对方很重要，通融可维持协作关系；知道自己错了，表明自己是明理的，让别人感到自己是有诚意的；当冲突持续下去会影响理想目标时；当合作显得至关重要时。这种解决冲突的方式也只能暂时解决问题。

4. 逃避

逃避是一种不合作也不维护自己利益的处理方式。采取漠不关心的态度，一走了之。这种处理冲突的方式常适用于以下情况：为了维护双方关系，让双方都冷静下来的时候；双方都很固执，争下去徒劳无益时；争论的问题并不重要，或有更重要的问题要处理时；继续争下去损失大于收益时；需要收集更多的资料和信息，不急于行动时。这种处理冲突的方式是一种暂时平衡的办法，但不能最终解决问题。

5. 折衷

折衷指冲突双方都必须放弃部分利益，以便在一定程度上满足双方的部分利益。这是一种中等程度的合作和维护权益，其目的在于得到一个快速的双方都能接受的方案。这种方式通常适应于下列情况：暂时解决复杂的争论；在时间压力下希望尽快解决问题；双方目标相反，但势均力敌；当竞争与协作都行不通时；竞争目标不是很重要，没有必要冒险去破坏现有的人际关系。

（二）领导者与下属之间冲突的处理

领导者对下属实施领导，要求并规范下属的行为。在领导与被领导过程中，由于种种原因领导与下属之间发生矛盾，冲突是不可避免的，关键是领导者如何处理矛盾与冲突。领导者与下属之间冲突的处理方法如下。

1. 疏导

领导者首先要找出矛盾的焦点，诚心诚意地与下属交换意见，在交换意见过程中，既要广开言路，畅所欲言，又要循循善诱，说服教育，使其实事求是地分析和认识问题，引导到正确的方向上来。

2. 发泄

当下属感到工作压力过大或有怨气时，可以采取适当的方式，使之有机会发泄或出气。这样可缓解心中的压抑情绪，达到一种"安全阀效应"，有益于下属的身心健康。然后，可选择适当的时机和方式，进行引导和教育。

3. 升华

领导者对下属的某些需求，可能是正当合理的，然而一时无法解决或无法满足时，可以用一个新的、有一定社会价值的目标代替原来的需要，从而化解矛盾。

4. 转移

若领导者与下属之间的矛盾已经发生，而且在下属十分激动时，领导者应设法转移下属的注意力，淡化乃至减轻矛盾。

5. 自我控制

领导者与下属之间发生矛盾或冲突时，领导者必须善于控制自己的情绪、语言和行为，有效地控制事态的发展，避免矛盾激化。

领导者应掌握心理学知识，在工作中深入了解下属的人格特征和行为规律，注意工作方法，避免简单、生硬的工作方法，防止加剧与下属之间的矛盾，激化可以缓解的冲突。

（三）下属与下属之间冲突的处理方法

1. 调查法

领导者要处理好下属之间的冲突，首先应进行调查，以了解冲突发生的原因，双方应负的责任。根据真实情况作出公平、公正的处理，以避免偏听、偏信，片面处理。

2. 劝导法

劝导是解决下属之间冲突最基本也是行之有效的方法。领导者应在寻求双方的共同点，如曾经存在的友情、合作的经历等方面对冲突双方进行劝导，使冲突双方缓和对抗情绪，增加信任感。领导者在双方接受劝导的前提下，提供沟通交流的机会，使双方通过沟通解除矛盾，增进友谊。

3. 警醒法

在对冲突各方进行劝导的同时，领导者讲清冲突对双方的利益损害，对组织和工作造成的损失对个人前途的影响等利害关系。警告唤醒冲突双方，求同存异，顾全大局，会起到有益的作用。

4. 强迫法

对冲突一方固执己见、拒不接受调解，对工作产生不利影响甚至导致组织损失者，领导者可以利用组织手段及权威能力，迅速消除对抗情绪。如给予惩罚、纪律处分甚至调离等手段来强迫解决问题。

5. 隔离法

领导者对某些无原则纠纷，不必追究谁是谁非，可采取分隔冲突各方的方法，待冲突各方情绪相对平静后，矛盾常常可以自行缓解，或者再进行调解。

(四) 群体间冲突的处理

1. 协商解决

协商解决即由冲突各方面对面的方式进行协商,彼此提出条件,阐明各自的观点和意见,把冲突因素明朗化,共同寻求解决方法。

2. 仲裁解决

通过协商无法解决冲突时,可以邀请具有一定权威且双方信任或社会法律认可的第三者进行仲裁,使冲突得到解决。

3. 吸收合并

在市场社会中,由于产品的销售渠道、客户的情况,原料的来源等使一些经营、生产同类产品的单位或团体经常发生冲突,甚至有的团体因此而倒闭、破产等。如在竞争冲突双方中大团体一方接受所属小团体一方的要求,使其最终与大团体融合成为一体。组织经过这样的吸收合并后,其素质发生了变化,等于实施了改革。

4. 运用权威或权力

当各部的冲突经上述方法处理无效时,领导者可以运用其正式权力的权威、强制命令解决争端。这种方式虽不能真正解决问题,但是可以阻断冲突进一步升级。

第六节　护士长管理

护士长是医院护理管理系统中最基层、数量最多的管理者,也是病房或护理单元工作的具体领导者和组织者,在病房管理和护理业务技术管理中起着主导作用,是医院护理管理中的重要角色。护士长要适应这一管理角色,必须承担掌握领导职能,了解护士长的角色模式和职责,加强对护士长的培养与训练,以提高护士长管理能力,保证医院护理质量的不断提高。

一、护士长角色模式

(一) 角色的概念

"角色"(role)是描述一个人在某位置或状况下被他人期望的行为总和。"角色"也可以是社会结构中或社会制度中的一个特定位置,每一个位置都有其特定的权利和义务。例如,老师和学生是两个不同的角色,都处于学校人员结构中特定的位置。老师担负有教导学生的权利和义务,学生有向教师请教的权利和认真学习知识的责任与义务。一种角色并不能代表一个人的整体,只反映一个人的一个方面。一个人常担负有多种角色,一种角色也可以由许多不同的社会个体来承担。例如,一个人既是护士,也是她丈夫的妻子,还是她儿子的母亲,又是她父母的女儿等。一个人可以充当多重角色,但在一定场合中,只能充当一种角色,否则,会发生角色冲突。

(二) 护士长的几种角色模式

护士长角色是医院护理管理中的一个特定位置,它被赋予护士长的权利和义务。一名合格的护士长能满足于护理管理相关的各方面的期望和要求。对护士长角色的期望主要有:医院、科室、护理组织要求护士长严格执行各项规章制度和岗位职责；树立良好的护理专业价值观；满足患者的护理需要；满足护士群体的利益需要；加强与护理相关部门的有效沟通和合作。

根据护理工作的任务和特点，结合护士长在基层护理管理实际工作中扮演的多种角色，可将护士长的角色归纳为13种。

1. 护理管理者

护士长负责所在病房的管理工作，8小时工作，24小时负责，要指导和带领护理人员共同完成护理工作任务。护士长要用自己的优良品质、扎实理论基础和娴熟业务技能，工作中以身作则，为人表率，以良好的言行激励下属满怀信心地实现护理目标。

2. 联络者

护士长在护理管理工作中，需要经常与护理人员、上级领导、医师、医技人员、患者及家属、后勤人员等进行沟通，建立护理人员与各方面和谐的人际关系，创造一个有利于工作人员和患者治疗康复的良好环境。

3. 代表者

在处理行政、业务工作中，护士长代表病房参加护理部或院方的各种会议，并接待来访，介绍环境和设施等。有专家称护士长为"病房的象征"。

4. 监督者

护士长监督并审核病房的各项护理活动与资料。需经常巡视病房，收集患者病情信息，检查护理计划的实施情况，查对、处理医嘱，检查各班护士的交班记录、技术操作、护理质量，听患者及家属的反映，监督各项规章制度的落实，促进各项护理活动顺利进行。

5. 传达者和宣传者

护士长经常主持病室各种会议，将上级的文件、指示、有关会议内容和政策精神等传达给护理人员；宣传有关的方针、规定及有关护理新知识、新技术等；同时收集患者、家属及护理人员的信息上传给上级管理部门。

6. 护、患代言人

护士长经常听取护士的意见和建议，代表护理人员与其他医务人员协商业务工作，与行政后勤部门协商争取护理人员的权益，维护护士群体利益。同时，护士长还应经常了解患者的要求和意见，代表患者反映其要求，并与相关人员联络沟通信息，以解决患者的问题，满足其需求。

7. 计划者

护士长需要规划病房护理业务，制定年度、季度和月工作计划，提出工作改进方案，以促进护理质量提高；协助护理人员指定修改患者护理计划，提出修改病房有关规章制度、护理人员岗位职责的意见和建议等。

8. 冲突处理者

病房犹如一个开放的小社会，存在着各方面复杂的关系，容易发生冲突。护士长有责任协调病房人员之间的冲突和矛盾，通过双方协商、劝告、解释说明等管理手段，使双方相互理解，求大同存小异，维持部门工作氛围的团结和谐。

9. 资源调配者

护士长负责病房资源的分配，如护理人才资源的分配，合理排班，明确各班的职责和任务等；负责各种医疗仪器、设备、文具用品、病室用物的计划、申请、领取、保管、维修和报废，使各项工作准备充分，调配合理，以保证工作质量和工作效率。

10. 经济管理者

护士长要负责本病房的经济管理,如病房的成本核算、收入和支出的核算、护士奖金的分配等。在经济管理中要注意节约开支,减少消耗和不必要的浪费,降低成本,提高效益;在奖金分配过程中要注意公平合理、按劳分配,以充分调动护理人员积极性。

11. 协商谈判者

护士长经常与有关部门人员进行正式或非正式的协商和谈判,如向上级申请调整护理人员,增添医疗仪器设备,改造病室环境,讨论护理人员的培训计划、福利待遇、医护协作等问题。

12. 教育者

病房是患者健康教育最直接的场所。护士长巡视病房,召开患者会议,开展某些教育项目,向患者及家属进行护理指导、健康教育。另外,护士长是护理人员、进修护士、护生业务技术的指导和教育者。

13. 变革者

护士长是医院临床第一线的管理者,有着丰富的基层护理管理经验,最能发现护理管理上的问题,对病房护理管理有一定的权威性。护士长在病房护理的服务模式上有较大的自主权,可以大胆变革、创新,提高护理服务质量。

护士长除承担病房管理工作外,还承担专科护理、教学和科研任务;现代护理理论的学习、推广、应用;新业务、新技术的引进和开展;护理人员的业务训练与提高;护理科研的开展;护理疑难问题的解决等。

二、护士长职责

根据医院管理体制和工作需要,医院配备不同级别(科、病房)、不同部门(门诊、急诊室、手术室、供应室等)的护士长。现将各科室护士长具体职责分述如下:

(一)科护士长职责

1)在护理部主任领导和科主任业务指导下,根据护理部对全院护理工作质量标准、工作计划,结合本科情况制订本科护理工作计划,并组织实施。

2)深入病房参加晨会交班,检查危重患者护理工作并作具体指导。对复杂的护理技术或新开展的护理业务要亲自参加实践。

3)教育全科护理人员加强工作责任心,改进服务态度,认真执行医嘱、规章制度和技术操作规程,严防差错事故。一旦发生差错事故,及时采取补救措施,并逐级及时上报。

4)随同科主任查房,以便了解护理工作中存在的问题,及时解决,并加强医护联系。

5)组织本科护理人员认真学习护理业务技术,注意护士素质的培养,每年度要有学习计划,从"三基"做起,并负责对本科护理人员的考试、考核工作。

6)组织拟订护理科研计划,督促检查计划执行情况,及时总结经验。

7)了解本科患者的病情、思想及生活情况。督促检查各病房护理工作,提出改进措施和意见。

8)负责组织安排护士在本科各病房的临床教学及实习工作。

9)确定本科护士的轮换和临时调配。

10)接受护理部交办的其他任务,并及时汇报完成情况。

（二）病区护士长职责

1）在科护士长领导和科主任的业务指导下，根据护理部及科内工作计划，制订本病区具体计划，并组织实施。

2）负责检查了解本病区的护理工作，参加并指导危重、大手术及抢救患者的护理。督促护理人员严格执行各项规章制度和技术操作规程，有计划地检查医嘱的执行情况，加强医护配合，严防差错事故。

3）随同科主任和主治医师查房，参加科内会诊及大手术或新开展的手术、疑难和死亡病例的讨论。

4）负责本病区护理人员的政治思想工作，教育护理人员加强责任心，改善服务态度，遵守劳动纪律。

5）组织本病区护理查房和护理会诊，积极开展新业务、新技术及护理科研工作。

6）组织领导护理人员的业务学习及技术训练。

7）负责管理好病区，包括人员分工、病房环境的整洁、安静、安全，患者和陪住、探视人员的组织管理，各类仪器、设备、药品的管理。

8）负责指导和管理实习、进修人员，并指定护师或有经验、有教学能力的护士担任教学工作。

9）督促检查护工、配膳员做好清洁卫生和消毒隔离工作，预防院内感染。

10）定期召开工休座谈会，听取对医疗、护理及膳食等方面的意见，每月至少1次，研究改进病房管理工作。

（三）门诊部护士长职责

1）在护理部及门诊部领导下，负责门诊护理行政管理，监督检查护理人员和卫生员完成所分工的任务。

2）制订工作计划，负责护理人员分工排班，经常深入各科门诊检查护理质量，复杂的技术应亲自执行或指导护士操作。不断提高技术水平。

3）督促护理人员认真执行各项规章制度和技术操作规程，严防差错事故，并检查指导各诊室做好诊前准备及卫生宣传工作。

4）督促教育护理人员改善服务态度，经常巡视候诊病员的病情变化，对较重的病员应提前诊治或送急诊室处理。

5）督促卫生员保持门诊的清洁，做好消毒隔离工作，并组织及时供应开水和饮具。

6）组织护士、卫生员业务学习，指导实习护士的工作。开展护理科学研究，及时总结经验。

（四）急诊科护士长职责

1）在护理部领导及科主任指导下，进行工作。

2）组织安排、督促检查护理人员配合医师做好急诊抢救工作。经常巡视观察室病员，按医嘱进行治疗护理，做好各种记录和交接班。

3）督促护理人员认真执行各项规章制度和技术操作规程，复杂的技术要亲自执行或指导护士操作，严防差错事故。

4）加强对护理人员的业务训练,提高急诊抢救业务的基本知识和技术水平。

5）组织护士准备各种急救药品、器材,定量定点定位放置,并经常补充、消毒、更换。

6）负责护理人员排班,制定工作计划,检查护理质量,总结经验。

7）负责抢救器材和被服、用品的计划请领和报销工作。

8）督促护士做好隔离消毒,防止交叉感染。

9）督促护士、卫生员保持室内外清洁、整齐、安静。

（五）手术室护士长职责

1）在护理部的领导下,负责本室的行政管理、护理工作和手术安排,保持整洁、肃静。

2）根据手术室任务和护理人员的情况,进行科学分工,密切配合医生完成手术,必要时亲自参加。

3）督促各级人员认真执行各项规章制度和技术操作规程,严格要求遵守无菌操作技术,做好伤口愈合统计分析工作。

4）组织护士、护工的业务学习,每周至少1次,指导进修、实习护士工作。

5）督促所属人员做好消毒工作,按规定进行空气、手、器械等的细菌培养,鉴定消毒效果。

6）认真执行查对和交接班制度,严防差错事故发生。

7）负责手术室的药品、器材、敷料、卫生设备等物品的请领、报销工作,并随时检查急诊手术用品的准备情况,检查毒、麻、限制药及贵重器械的管理情况,做到账物相符。

8）督促手术标本的保留和及时送检。

9）负责接待参观事宜。

（六）供应室护士长职责

1）在护理部领导下,负责组织医疗器材、敷料的制备、消毒、保管、供应和行政管理工作。

2）督促本室人员认真贯彻执行各项规章制度和技术操作规程,严防差错事故。

3）定期检查高压灭菌器的效能和各种消毒液的浓度,经常鉴定器材和敷料的消毒效果,发现异常,立即上报检修。

4）对所属人员进行勤俭节约的教育,做好敷料的回收和器材的修旧利废工作。

5）负责医疗器材、敷料、药品物资的请领、报销工作。

6）组织所属人员深入临床科室,实行下送下收,检查所供应器材、敷料的使用情况,征求意见,改进工作。

7）组织开展技术革新,不断提高工作效率。

三、护士长的培养与训练

要建设一支强有力的护士长队伍,必须加强对护士长的培养与训练,以提高护士长的自身素质与管理能力。具体的培养方法如下。

（一）举办护士长培训班

举办护士长培训班是加强护士理论学习的好办法。可以举办短期脱产或半脱产的培训班集中学习,也可采用业余培训法,学习期限根据具体情况而定。培训内容以提高护士长的组织管理能力和业务技术水平为主，有计划地分批对护士长进行培养和训练，并注意对学习效果进行评价。

(二) 短期到护理部培训

有计划地抽调护士长到护理部工作，工作期限以1～2个月为宜。在护理部培训期间，要制定具体的培训计划，按要求进行培训。如定时到病房重点巡视危重患者的病情和护理情况，写出书面汇报材料；指定课题进行调查研究，总结实践经验，写出调查报告；或给予一定时间到图书馆查阅资料，应用医学、护理学的理论写出有论据的学术论文或护理综述等。

(三) 定期召开会议

定期召开护士长会议，布置任务与研究、总结工作，交流经验，对单项或全面管理方面成绩突出者给予表扬，介绍先进的工作方法和经验等，以达到互相促进、共同提高的目的。

(四) 深入科室现场指导

护理部主任（总护士长）、科护士长应经常深入科室、了解护士长的实际工作方法、工作效果和困难。对有困难的护士长给予现场指导和具体帮助。在实践中发现典型，总结经验，进行推广或组织观摩；协调全院护士长之间的关系，随时支持护士长的工作，保持护士长旺盛的工作热情，以形成团结战斗的整体。

(五) 建立护士长工作手册

护士长工作手册即护士长人手一册统一格式的记录本。记录内容包括：护理部布置的任务；护士长会议及其他重要会议；科室工作的年、季、月计划；本人的周工作安排及每日工作重点；科室大事的解决方法；工作人员的优缺点；科研课题的计划与完成情况，论文、技术革新、创新发明等；业务学习、护理查房、教学工作；本科室护理质量评价结果，以及本人业务学习情况等。

护士长应按要求认真填写手册的各项内容，护理部每月将手册收回查阅，对书写质量优良者护理部可组织交流，并给予奖励。护理部根据护士长的工作计划，检查工作的落实情况。建立护士长手册，可加强护士长工作的计划性，督促护士长进行自我训练。

总之，护士长的培养与训练方法很多，各级护理管理者可根据实际情况选择运用。

【案例与分析】

1. 令护士长头痛的问题解决了

(1) 案例介绍　某病房有几位护士性格各不相同，但工作都很认真。张护士爱吹毛求疵，喜欢挑人家毛病，连护士长也不放过；李护士好胜心强，喜欢表现自己，经常遭到其他护士的非议；丁护士斤斤计较，总说经济核算员漏记了账，影响了病房和个人的收入，经常找护士长抱怨。护士长为这几位护士伤透了脑筋，不知道如何协调下属之间的关系。新护士长接班后，充分了解了这几个护士的性格和工作情况，让爱吹毛求疵的张护士担任病室质量控制小组组长；让求胜好强的李护士担任病室信息员；让斤斤计较的丁护士担任病室经济核算员。从此病房的质量大大提高，院报上经常有李护士关于病房的短消息、报道等，年终该病房还被院宣传部评为信息工作先进科室。病房漏账、错账的情况也很少发生，其他护士的非议也少了，令护士长头痛的问题解决了。

（2）案例分析　这是护士长在用人方面的决策和技巧,作为护士长首先应了解下属的性格特征,然后根据不同的性格特征,合理安排其工作,做到用人之长,避人之短,知人善用。聪明的领导者有时不仅会用人之长,还会用人之短。从以上用人的例子看,一般工作中吹毛求疵、求胜好强、好表现、斤斤计较是一个人的短处,但是用在合适的工作中则能够发挥其优势。

2. 我不受你的窝囊气了

（1）案例介绍　某病房护士张某,上夜班时由于打瞌睡,没有巡视患者,一患者输液时液体外漏,浸湿了大片的床单和被套,患者自己发现后按了3次信号灯,张护士才慢腾腾地去病房查看,患者对此意见很大。第二天早上,护士长到病房查房时,这位患者极其不满地向护士长反映了这个情况,并要求护士长处理这样不负责任的护士,赔偿其损失。护士长在晨会上点名批评张护士上夜班时工作不负责,导致患者液体外漏,造成了不良的影响,并宣布记差错一次,按规定扣除当月部分奖金。张护士对护士长的处理不服,当场就对护士长说,"我们护士累死累活,一点没做好,又批评、又记差错扣奖金,我受够了,明天班我不上了,我不受你的窝囊气了"。说完将交班本一甩就冲出了护士站。

（2）案例分析　护士长对张护士的批评和处理是完全正确的,但可以先与张护士进行沟通,了解事情的真相,指出张护士的过错的严重性,告诉她将要承担的责任和处理情况,做好思想教育工作,避免在会上点名批评时张护士没有思想准备,一时接受不了,导致冲突发生。当冲突发生后,护士长应冷静,让张护士把心中不满发泄出来,以缓解被压抑的情绪。等张护士平静后,护士长再找机会与其进行沟通,疏导和教育,使张护士提高认识,化解矛盾,并认真工作。

▶▶▶ 思考题 ◀◀◀

1. 领导的内涵是什么? 影响力的来源是什么? 根据领导影响力的种类,请你谈谈在领导影响力中起主导地位的影响力是什么,这类影响力由哪些因素构成?

2. 护理管理者如何做出科学决策?

3. 领导理论对护理管理实践有何指导意义?

4. 领导艺术主要体现在哪些方面?

5. 你最推崇的领导风格是哪种,理由是什么?

6. 冲突是不可避免的,当你与下属之间发生冲突时应如何处理?

7. 护士长的角色归纳起来有哪些?

8. 请根据领导者素质要求,说出护士长应具备哪些条件?

9. 案例:

A. 某医院各病房护理专业技能和服务水平差别较大,为提高全院护理质量,该医院选拔了一批具有较高的个人素质、较好的业务能力和较强的个人感召力的护士长取代不称职或工作热情不高的护士长。这批护士长上任后,积极组织病房护理人员学习业务知识,转变服务理念,鼓励护理人员团结合作,公正、公平、公开地对待人和事,经过一年时间的实践,大幅度提高了病房的护理工作质量。请问:新任护士长是如何发挥她们的领导力的? 护士长怎样才能巩固和发扬工作成绩?

B. 某医院面对日益激烈的市场竞争,谋生存、求发展成了管理者的大事。医院护理管理者们为此做了大规模的护理工作现状调查,了解护理人员对工作现状的态度、目前的需要、对管理者的期望等，广泛搜集相关信息，决定启动"3H"规范化服务工程，其具体内容包括实行医院(Hospital)个性化护患沟通服务、推行宾馆式(Hotel)的礼仪服务、实行家庭式(Home)的温馨服务。要求各科室根据自身特点制定实施方法。工程实施以来，收到了明显的效果。患者满意度调查结果，对护理服务的满意率100%，树立了该院的服务品牌，为医院的生存与发展助了一臂之力。请问你怎样评价该院护理管理者的决策？如何理解信息对决策的意义？

第七章

护理控制职能

▶▶▶▶ 学习目标 ◀◀◀◀

掌握　控制、危机的概念；控制的基本过程、控制的基本原则。
熟悉　控制的分类、控制的基本要素、危机事件的控制与处理。
了解　控制的基本类型、进行控制的条件。

　　控制职能是管理活动的五大基本职能之一。将管理职能按发生的先后顺序，即先计划，继而组织，然后领导、决策，最后控制。五项管理职能中，计划是前提，组织是保证，领导、决策是关键，控制是手段。对在组织开展活动、实施计划、实现目标的过程中，出现一些与预定目标不一致的情况，需要管理人员正确运用控制职能，及时发现现存或潜在的偏差，采取积极有效的措施予以纠正，以便组织实现预期的计划和目标。

第一节　概　　述

一、控制的涵义

　　控制（controlling）是管理人员为保证下属的执行结果与计划一致，对执行中出现的偏差采取纠正措施，以便实现预期目标和计划的管理活动。换言之，作为管理的一项职能，控制是指主管人员对下属的工作成效进行测量、衡量和评价，并采取相应纠正措施的过程。

　　控制作为专业术语，最初源于"控制论"。控制论是美国诺伯特·维纳（Norbert Wiener）于1948年创立的一门科学理论，是研究各种系统控制和调节的一般规律的科学。几十年来，控制论随着科学技术的进步，被广泛应用到许多领域。20世纪60年代初期，波兰经济学家奥斯卡·兰格创建了经济控制论，为经济的发展奠定了严密的科学基础。控制论的原理对管理科学的发展有着重要意义，近十年来，现代控制理论在管理科学中广泛应用，已成为现代控制理论应用的一个重要方面。

　　在护理管理中，控制就是指护理管理者对下属的工作进行检查，看是否按既定的计划、标准和方向运行，如有偏差进行原因分析，发出指示，作出改进，以确保组织目标的实现。如为了贯彻"以患者为中心"的护理宗旨，护理管理人员必须采取调整组织结构、配备合理人员、完善工作流程、改变护理理念等举措，形成护士围着患者转、后勤围着一线转的结构模式，以保证既定目标的实现。

"管理过程之父"法约尔指出，"控制就是核实所发生的每一件事是否符合所规定的计划、所发布的批示以及所确立的原则。其目的就是要指出计划实施过程中的缺点和错误，以便加以纠正和防止重犯。控制在每件事、每个人、每个行动上都起作用"。因此，控制是每个管理人员的职能，尤其是每个负责执行计划的主管人员的职能。

二、控制的条件

控制要取得成功，达到预期的效果，必须具备以下几个条件。

（一）有可衡量的、确定的标准

控制是比较并评价实际行动结果与原定计划之间的差距并予以纠正的管理活动。管理人员在设计控制系统、运用控制技术或执行控制职能之前，必须要有标准，标准愈是明确、全面、完整，控制工作的效果就可能愈好。

（二）有畅通的信息传递渠道

控制的过程包含信息的获取、加工和使用 3 个基本环节，建立在有效的信息系统基础上，信息传递的及时与畅通是提高控制效能的保证。

（三）有一定的控制程序与规章制度

不论是什么组织，也不论是什么控制对象，控制活动必须有一定的程序及规则。否则，整个控制过程就会变成无序的、毫无意义的活动。

（四）控制人员要有较高的素质

控制一般是通过检查各项活动的执行情况、实际效果是否与原计划的目标和标准相一致来实现的，这就要求控制人员能够及时发现偏差，找出念头偏差出现的原因，采取正确的措施予以纠正，而且要能够通过观察、分析，预测潜在的偏差，并采取预防措施。因此，控制人员的素质是控制能否顺利进行的重要因素。

（五）目标和计划执行者的积极性与主动性

控制是否成功，也依赖于目标和计划执行者的积极性与主动性，如果只是由少数管理人员去发现和纠正偏差，控制就不会取得预期的效果。

三、控制的基本要素

（一）控制标准

控制标准是开展控制工作的依据，制定控制标准的依据是计划、组织目标以及具体工作的专业规范，这些标准包括治疗标准、消耗标准、利润标准和时间标准等。

（二）偏差信息

偏差信息即实际工作情况或结果与控制标准之间的偏离情况。只有了解、掌握偏差信息，才能知道是否应该采取纠正措施以及采取怎样的纠正措施。

（三）纠正措施

对偏差信息及偏差原因进行全面、正确分析的基础上，采取一系列措施，目的在于消除偏差、保证计划的顺利进行。但并不表示一旦出现偏差就要采取纠正措施，而是在偏差超过一定界限时才有纠正偏差的必要。

四、控制的基本原则

控制作为管理的一项基本职能，它为组织目标服务，有效的控制必须遵循一些原则。

（一）目的性原则

良好的控制必须具有明确的目的，一个没有目的的控制系统是不可想象的。管理控制的目的一方面是使组织的实际工作按预定的计划进行并取得预期的效果，另一方面，是使组织的活动有所创新、有所前进，以达到持续改进，追求卓越。为此，控制工作应紧紧围绕目的开展，采用的措施和手段也应有助于目的的实现。

（二）及时性原则

控制的及时性体现在及时发现偏差和及时纠正偏差两个方面，避免工作偏离预定的计划目标，是控制的一项基本要求。管理人员及时收集和传递信息，才能了解工作的进展情况，及时发现偏差，提高控制效率。但仅仅停留在这个阶段，还不可能达到有效的控制，只有通过对出现的问题进行适时的计划调整、组织安排、人员配备、现场指导等方面来纠正偏差，才能保证组织的目标实现。

（三）重点性原则

对组织的整体控制做到面面俱到是不可能的，也是没有必要的。这是因为各部分、各环节、各种因素，在实现控制目标中的地位和所起的作用不同，要按偏差发生的原因及对组织目标实现程度的影响不同而有所权重。因此，要选择对全局影响最大的重点因素、重点部分或关键环节进行控制。

（四）客观性原则

人对事物的认识与事物本身很容易存在差别，如果渗入人为或主观因素，势必会影响管理工作本身的效果。因此，有效的控制要求有客观、准确和适当的标准。标准不论是定性、定量还是其他的形式，在任何情况下，都应是可以测量或考核的。只有这样，才能避免主观因素的干扰。

（五）参与性原则

控制的目标是为了保证计划得以顺利实现，它需要依靠组织中各单位、各部门及全体成员的参与来实施。管理者应该重视和尊重他们的意见与建议，激发他们的责任心与成就感。

（六）灵活性原则

管理人员在做计划时,虽然进行了各种预测,但仍然可能遇到计划中没有预见到的情况,或在实施计划时发现原计划存在有缺陷甚至有较大的错误,如仍按事先设计的控制系统运行,可能会造成更大的损失和严重的后果。此时,控制系统如果要发挥作用,就必须掌握灵活性原则,在修正计划的基础上,重新确定计划的标准,顺应各种条件的改变,才能保证控制活动顺利进行。

（七）反馈性原则

控制必须要及时得到反馈信息,因为控制是一个动态的过程,管理者必须及时对收集的信息分析研究、迅速判断并解决出现的问题,使各项活动更好地为实现组织目标服务。

第二节 控制的基本方式

一、控制的分类

管理控制的种类很多,不同的控制系统由于其外部环境与内部条件不同,控制的方式也不一样。按照不同的划分依据,控制可分为多种类型。常用的分类方法有以下几种:①根据控制活动的性质分为预防性控制和更正性控制;②根据控制点在整个活动过程中的位置分为预先控制、过程控制、结果控制和全面控制;③根据实施控制的来源分为正式组织控制、群体控制和自我控制;④根据控制手段的不同分为直接控制和间接控制。控制的分类不是绝对的,有时一种控制可能同时属于几种类型。

（一）根据控制活动的性质划分类型

1. 预防性控制

预防性控制是指为了避免产生错误,在计划实施之前采取的预防措施,以保证组织目标的实现。这种控制要求管理者对计划运行中可能出现的偏差因素和活动关键点要有深刻的理解和预见能力,才能采取预防性的控制措施。在护理工作中,管理者制定的工作计划、各项规章制度、护理及技术操作常规等都有预防性控制作用。

2. 更正性控制

在管理活动中,由于有些问题难以预见,或管理者预见能力不足等主观及客观因素,使得预防性控制难以使用,需管理者采取措施使被管理者的行为返回到预先确定的标准,或使实施的程序恢复到原来既定的水平。在实际管理工作中,更正性控制使用得更为普遍。如护理质量管理中,通过随机检查,对发现的问题进行反馈,提出整改措施,解决问题。

（二）根据控制点在整个活动过程中的位置划分类型

1. 预先控制

预先控制又称前馈控制,是指在组织活动开展之前就对可能出现的结果进行细致的分析、研究、预测,并采取防范措施,使可能出现的偏差在事先就得到控制,以确保目标实现。如护理工作中的操作前或手术前器械检查、消毒物品在使用前的查对等,均属于预先控制。预先控制是一种最为经济的方法,能起到较好的预防作用,但由于存在许多不确定因素和无法估计的意外情况,故也不能保证在任何情况下都能通过预先控制达到期望的效果。

2. 过程控制

过程控制又称现场控制或同步控制,是在管理系统运行过程中进行的控制,是基层管理人员采取的一种主要控制方法。通过深入现场向下级指示恰当的工作方法和过程,监督下级的工作,发现不符合标准的偏差时,立即采取纠正措施,以保证系统正常运转。如护理部组织的午间、夜间及节假日查房、病房护士长的一日五查房等均属于此类控制,其目的是为了保证一日护理工作的顺利进行,尤其是薄弱时段的护理工作质量。过程控制是否有效,主要依赖于管理者的个人素质、工作作风、管理能力及下属对指示的理解程度。

3. 结果控制

结果控制又称反馈控制或事后控制。此类控制是针对最终结果的。主要是分析工作的执行结果,与控制标准相比较,分析其原因和对未来的可能影响,及时拟定纠正措施并予实施,防止偏差继续发展或再度发生。护理管理中常以护理结果的好坏来评估护理质量,因为它比较具体、容易获得正确的测量结果,可信度较高。如对患者的满意度调查、基础护理合格率、护理差错发生率、褥疮发生率等护理质量的统计均属于此类控制。结果控制有滞后性的弱点,活动中出现的偏差给系统内部造成的损害已无法补偿。结果控制的目的在于避免已发生的不良结果继续发展,或杜绝危险因素,防止下一个循环中再度发生。

4. 全面控制

全面控制又称综合控制,是最理想的控制工作。包括2种含义:①指对计划执行的整个过程全面进行预先、现场和结果的控制;②指由全体工作人员参加、实施的全方位的综合性控制工作,确保目标的实现。如护理工作中的全面质量管理,目的就是对护理计划的实施进行全面控制以减少偏差,保证工作与既定的标准相一致。

(三) 根据控制源划分类型

1. 正式组织控制

正式组织控制是通过由管理人员设计和建立起来的一些机构或规则来进行控制。在正式组织控制中,组织制定出标准的工作程序、操作流程、质量检测标准与方法、奖惩措施等,管理人员据此来指导组织成员的活动、监督计划的执行、比较实际结果与目标的差距,从而达到控制的目的。如护理部组织质控小组对各单元护理质量进行检查,即属于正式组织控制。

2. 非正式组织控制

非正式组织控制又称群体控制,是指群体人员依据自己的一套行为规范和准则来进行控制。非正式组织控制在一定程度上影响着员工的行为,人们往往有法不责众心理,所以管理人员不能忽视其作用,要因势利导,正确利用,使其有助于组织目标的实现,否则将会给组织目标的实现带来消极作用。

3. 自我控制

自我控制是组织或个人根据自己所要完成的任务及为了保证目标顺利实现而有意识地按某一行为规范或质量标准进行活动。这种控制方法在护理活动中比较重要,因为护士独立工作的机会非常多,所以要求护理人员应有强烈的"慎独"精神和自我控制的能力,在任何时间、任何场所都能自觉并严格遵守各项规章制度和操作规程,保证护理质量。

（四）根据控制手段划分类型

1. 直接控制

直接控制是管理者直接向被管理者发出信息，以指导、监督、约束被管理者的行为，使其有利于组织目标实现的一种控制方法。直接控制有两个明显的特点：①它的行政强制性，即以行政命令和行政措施作为主要控制手段；②它的直接性，即控制指令不经过任何中间环节转换，直接下达给被管理者。在护理管理活动中，护理部主任与护士长或护士长与护士之间的控制关系即属于直接控制。

2. 间接控制

间接控制是指管理者不是直接向被管理者发出指令，而是通过管理者制定的政策、制度、规则等传达控制信息，以约束被控对象行为的控制方法。间接控制有利于提高控制效率，有利于将管理者从大量琐碎事务中解脱出来集中精力处理全局性或重大问题。但在执行的有效性上不如直接控制迅速有力。所以护理管理者应有机地把两者结合使用，以达到预期的结果。在护理活动中，护理管理者主要通过各种规章制度、护理常规、操作规程来指导、约束护理人员的行为。所以，间接控制是护理管理中的主要控制方法。

二、控制的基本过程

控制是管理的一项重要职能。控制也是一种管理活动，它与其他管理活动一样具有一个基本过程。不论是什么组织，也不论是什么控制对象，其控制过程是相似的，均具有以下几个环节。

（一）制定标准

制定标准是控制活动的首要环节。标准是指一种作为模式或规范而建立起来的测量单位或具体尺度，它是控制的基础，是衡量实际工作绩效的依据和准绳。

在控制工作中，各级管理人员必须根据具体业务活动的特点，选出计划中的关键点作为控制的标准，通过对关键点的控制，控制整个局面。制定标准不但要注意选择控制的关键点，明确控制对象，而且还要使标准具有可操作性。控制标准分定量标准和定性标准。制定标准时，要尽可能量化，实在量化不了的或不宜于量化的，要提出易操作的定性标准。护理系统常用的控制标准有下列几种。

1. 时间标准

时间标准是指完成一定数量的护理操作或做好某项护理工作所限定的时间。如某医院要求护理人员在患者入院12小时内完成入院评估，出院患者床单元的终末处理应在1小时内完成，10分钟之内完成1例静脉输液操作等，都有时间标准。时间标准有的可直接套用国家对某项工作的时间要求，有的可通过直接进行工时测定来确定。

2. 行为标准

行为标准是对护理人员的行为要求，是护士在执行活动中必须遵守的行为准则。如护士仪表要求、职业道德规范、文明用语、服务忌语、护理操作规范、接待患者行为规范、接听电话的礼仪等，这些标准不能量化，但对规范护理人员的执业行为十分重要，应当自觉遵照执行。

3. 质量标准

质量标准是指护理服务需达到的质量要求,如等级护理质量标准、危重患者护理质量标准、消毒隔离质量标准、护理病历书写质量标准等。各项护理工作均应制定相应的质量标准,才能做到有章可循。

4. 程序标准

程序标准是指根据各项操作所制定的流程标准。如穿脱隔离衣、心肺复苏、中心吸引、无菌导尿等护理操作流程均属于此类标准,可用于指导护士按程序操作,以达到预期效果。

5. 费用标准

费用标准是一类货币标准,把货币价值加到各种经营费用之中。例如,完成1次静脉注射所需直接费用和间接费用。目前,许多医院在实行全面成本核算,护士也必须懂得护理成本核算方法,进行护理成本-效益分析,通过采取系列降低护理成本途径的方法来控制护理费用。

6. 收入标准

收入标准是把货币价值-销售额相联系而产生的。医院最多见的是每治愈1个患者的收入。现国家对部分病种实行单病种限价管理,规范单病种的收入标准。

7. 计划标准

为了控制的需要,主管人员会编制一个可变的预算计划,如编制提高护理人员服务质量的计划。在评价计划执行结果时可能存在主观判断,因此,尽量利用计划规定的时间、内容等作为可量化的客观判断标准。

8. 把目标作为标准

把目标作为标准即在各级管理机构中建立一个可考核的、完整的目标网络,这是一类比较理想的控制标准,可逐渐减少主观因素对判断标准的影响。

(二) 衡量绩效,找出偏差

衡量绩效,找出偏差是控制过程的第二步,是控制过程中工作量最大的阶段。衡量绩效就是根据控制标准衡量、检查实际工作情况,并对计划执行的实际情况如实反映和客观评价。

在组织活动中,要完成这一过程并非易事,要求用远见的目光和预见能力,选择适宜的衡量方法。常用的衡量绩效的方法有亲自观察、分析资料、召开会议、抽样调查等。亲自观察是指控制人员亲临工作现场,通过和一线人员的交谈、观察,了解工作的进展和存在问题。这种方法可获得真实而全面的信息,但受时间和精力的限制。一旦发生诸如重要决策、关键任务或执行中出现重大事件时,管理者亲临现场指挥,可及时发现问题,及时帮助下属解决,避免偏差情形的发生。分析资料是指通过对工作过程中记录的各种报表、报告进行分析,了解工作情况。这种方法省时、省力,但获取信息的准确性依赖于所提供资料的质量。召开会议,各部门汇报工作的进展及遇到的问题,既可让管理者了解工作,又有利于各部门之间的沟通、协作。抽样调查是指从整批样本中抽取部分进行调查,如能注意样本的数量及代表性,获得信息真实性高。

衡量绩效的目的是取得控制对象的有关信息。通过绩效衡量,为控制提供了有用的信息,为纠正偏差提供了依据。但是衡量绩效、制定纠偏措施、执行纠偏措施是由不同的人员来完成。因此,有必要建立有效的信息反馈系统,将有效的、可靠的、实用的信息及时收集,实时传递给相关人员,并且将纠偏措施的指令迅速下达到具体操作人员,以便问题得到及时解决。

通过衡量绩效,检验标准的客观性和有效性。衡量绩效是以预定的标准来进行的,出现偏差的可能性有 2 种：①执行过程中出现问题，需要立即进行纠正；②标准本身存在缺陷，应修正或更新标准。

（三）纠正偏差

纠正偏差是控制过程的第三步。控制的最终目的是通过采取措施将偏差纠正过来，以保证原定目标的实现，这是控制的关键。产生偏差的原因很多，如人员不称职、技术不成熟、设备不到位、计划目标不切实际等。纠正偏差的方法有：进一步明确职责或充分阐明完成任务的方法；授予必要的权力或委派新人；修改计划或目标；增加人员，选择培训人员；采用精神奖励与物质奖励相结合的方法激励下属完成工作目标；改善领导指导方法和手段，实现更有效的领导。控制工作阶段不可没有计划、组织、人员配备及指导诸职能的配合，因此，纠正偏差又是控制职能与其他管理职能的结合，其目的都是为了引导执行系统回到计划轨道，保证原定计划的早日实现。

1. 评价偏差

偏差（variance）是控制标准与实际绩效的差距。评价偏差，确定是否需采取纠正措施。偏差有两种，一种是正偏差，即实际执行结果优于控制标准；另一种是负偏差，即实际执行结果次于控制标准。在许多活动中，偏差在所难免，管理者应评估判断偏差的严重程度，对组织造成危险的大小，并预先对偏差达到多大时应当进行调整作出规定。

2. 分析原因

偏差发生的原因往往是复杂的，多样的。有主观原因，也有客观原因；有可能在组织内部，也可能在组织外部；有可控原因，也有不可控原因。要找出偏差产生的主要原因，进行认真深入的分析，提出的纠偏措施才有针对性，取得理想的纠偏效果。

3. 纠正偏差

纠正偏差是控制的最后一环。如果偏差是由可控因素造成的，就要落实部门、人员、措施、步骤贯彻执行。如果偏差由不可控原因造成，应修订控制标准，甚至改变组织计划和目标。总之，应以追加投入量少、成本最小、解决偏差效果最好为目的。

第三节　危机事件的控制与处理

社会的发展、人类的进步，使人们的生命观、价值观发生了根本性转变，对健康需求的增加导致对医院服务水平和医疗质量的期望值越来越高，护理人员努力改进服务和技术，以提供高质量的护理服务，满足护理对象的需求。由于法制的健全，人们的法律维权意识的不断加强，给医院也带来很大冲击，医患纠纷在各级医院呈上升趋势，给医疗工作带来了极大的负面影响，护理管理者面临严峻的压力与挑战。避免或应对日益增多的医疗投诉与纠纷，使得护理管理者在重视护理管理质量的同时也越来越重视对危机事件的控制与处理，以避免损害，减少法律诉讼和赔偿，提高护理的社会和经济效益。

一、危机的概念

危机是当一个人或一个组织遇到某一事件时，无法以过去惯常的解决办法来解决当前所面临的问题或困难，人或整个组织陷入异常的紧张、混乱甚至瘫痪状态。卡布兰（Caplan，1961 年）

认为危机是"当一个人在完成重要生活目标的过程中,遇到障碍,一时无法以惯常采用的问题解决办法来解决当前所面临的困难,虽然他一再尝试,仍然失败,因而成为一种混乱、不舒服的状态"。

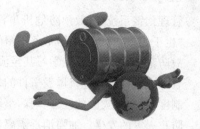

危机

危机有三种类别,即发展性危机、境遇性危机和存在性危机。发展性危机是指在正常成长和发展过程中,急剧的变化或转变导致的异常反应。例如,迁居、升学、孩子出世等,都可以导致发展性危机。境遇性危机是指当出现罕见或超常事件,且个人无法预测和控制时出现的危机。例如,交通意外、被强奸、突然的疾病和死亡都可以导致境遇性危机。存在性危机是指伴随着重要的人生问题,如关于人生目的、责任、独立性、自由和承诺等出现的内部冲突和焦虑。

医院危机时有发生,病房住院患者因疾病突然加重抢救不成功,家属一时难以承受严酷的事实,在病房哭闹、砸东西、殴打医务人员等,使病房陷入危机状态。各级护理人员,除了努力提高护理业务技能和水平,满足护理对象高品质的护理要求外,还要注意加强法律法规的学习,增强法律意识,提高法制观念,保障患者及自身的安全,预防各类危机的发生。

危机事件的出现,必须同时具备3个条件,即突发性、关键性、首发性,三者缺一不可,对它的处理无章可循。领导者处理突发性事件的方法也被称为危机管理法,它是指决策者在决策体系制定和实施的过程中,通过意识觉醒、主动应对、控制流程,降低风险等行为达到预防、避免、控制危机的根本目的。它的无章可循的非程序化的处理决策为领导者厚植自己的权威基础提供了具有挑战性的时机。若对危机处理不当,危机就意味着危险。处理得当,则可以将危机转为契机,领导者也会因为经历了特殊事件,提高了自己的服务品质,学到了处理事情的技巧而得到进一步的成长。对于组织,也同样有有利的一面,如组织将更具维持平衡和应对突发事件的能力。通过处理某件突发事件的危机,找到了解决危机的办法,使某一项工作得以更完善、更发达,从而成为发展的契机。管理大师彼得·德鲁克在《有效的管理》一文中说:一个高效的管理者,常常会通过一个要素明确、步骤清晰的系统化过程做出某些重大决策。管理的本质是系统化地实施有效决策。危机的管理分为危机发生前、处于危机中和危机产生后3个阶段。管理者应根据各阶段的不同特点,有针对性地采取多种管理措施。

二、危机前的控制与领导措施

危机前指的是危机发生之前的时期,即往常、平时。危机的发生通常有其诱发因素,诱发事件出现时,如果组织或个人不能以平时采取的惯常的方法应对时,就产生危机。诱发因素可以是单一的,也可以是多重的,有些是可以预期的,有些则是无法预料的。可预见危机是指危机尚未发生前,决策和管理者依照科学的研究分析,依据对实物的发展趋势做出的前瞻性判断,这种判断能够清晰地判明危机发生各阶段的情况和可能造成的危害程度,并以此做出科学的决策进行预防、阻隔、避免或者处理,以化解危机。对那些无法预料的事件,则应准备周全的应变策略,这样便可以使危机在有所控制的情况下发生,使损失减少到最低程度。

医院可能发生的危机诱发事件有:重大灾害(如火灾、爆炸等)、自然灾害(如水灾、地震等)、战争、化学意外事故、射线泄漏辐射、传染病流行、突然失去电力、停水、意外事故、婚恋危机、邻里关系危机及其他紧急重大事故和突发事件(如患者自杀、重大医疗事故、暴力冲突等)。针对可能出现的危机诱发事件,医院管理者应做到未雨绸缪,防患于未然。建立一整套规范、全面的危机管理预警系统,有效预防危机事件的发生。树立并强化危机意识,是预防危机的起点。古语云"生于忧患,死于安乐",常备不懈的忧患意识能够使各项工作立于不败之地。制定应变计划及事故防范预案,组织员工学习甚至演练,管理人员和被管理人员都要知道如何执行应变计划,做好各种准备以防止危机诱发事件的发生。如为了防止病房发生火灾,应制定相应的用电用火规章制度、发生火灾时的处理步骤,组织病室工作人员进行灭火演练,加强安全检查、安全宣传等,以防止火灾的发生。加强消毒隔离,避免院内感染,做好职业防护,预防职业伤害,加强"三查七对"("三查":备药后查,服药、注射、处置前查,服药、注射、处置后查;"七对":对床号、姓名、剂量、药名、浓度、时间、用法),预防差错事故等,经常进行各类危机事故的教育,包括处理程序,这样一旦发生危机也可立即采取有效措施使伤害减到最低程度。

三、危机期间的控制与处理

危机事件发展速度快,情况复杂。因此,危机一旦发生,管理者要做到快速反应。要在第一时间到达第一现场,靠前指挥,稳定群众情绪,迅速掌握危机的状况,抓住关键问题和要害人物,迅速采取有效措施,坚决控制事态,避免矛盾激化。解决急需解决的问题,使伤害和损失降低到最低程度。危机事件出现后,整个局面可能会变得混乱甚至失去控制。危机处理者必须有敏锐的判断力和正确、果断的决策力,从容应变。在处理危机事件时,要建立危机应变领导小组,明确职责分工,分析危机,制定应变策略。要统一指挥,统一发出指令,统一对外发表言论,避免本来已经混乱的局面变得复杂,从而影响危机事件的处理。危机的处理者要有敏锐的判断力,要及时了解事件的实质,全面把握事件发展动态,建立信息沟通渠道,要有果断的决策力,敢于决策,熟知各种危机处理原则和方法,进行有效的决策与处理。危机处理的首要工作是解决目前最迫切要解决的问题,利用一切资源和应变策略,将损失减少到最低程度。其次要评估现有情况,如可利用的资源和可采用的应对策略等,利用这些资源和策略再解决与危机有关、但可以稍后解决的问题。处理危机时最不妥的、最需避免的是将重心放在追究责任和批评相关人员上。因为这对于危机的处理不会有任何帮助,有时甚至产生一些不利的作用,所以,管理者应注意避免,危机处理中要做好必要的文字记录,注意记录及时、准确,并妥善保管。医疗、护理危机的处理遵循"医疗事故处理条例"。

四、危机后的管理和领导措施

危机事件控制后的善后处理,要着眼于未来。实现对危机事件发展的有效控制并不意味着危机事件处理过程的结束,还必须进行一些善后处理。危机后的管理和领导的重点:①恢复重建组织力量,对受害者进行救援;②调查危机事件发生的根本原因分析检讨,提出整改措施。将危机的过程做成报告,报告的内容包括事件及其发生经过与情况,它是事实的陈述,不是对危机事件的解释、个人意见或对某人处理危机措施对错的评判。发生危机的部门要认真评价整个事件过程中的处理情况,总结经验教训,完善危机事件应急管理制度,做好类似危机事件的预防和管理工作。

有危机是绝对的,没有危机是相对的。危机预测是聪明的管理工具。尽管危机有很强的不可预知性,但建立制度化和技术化的防范危机的体系,可以最大限度地降低危机爆发的概率。例如建立信息的沟通体系、确立高度责任化的管理体系等。作为护理管理者,最重要的是在危机前要保持警觉,有预防措施,防患于未然。如果危机不可避免发生,绝对不能逃避危机事件。领导者应该勇于面对突发事件,把突如其来的危机视为发展的契机。领导者在处理突发事件,打破常规,勇于决策。在危机过后,要及时检讨和改进,做好重建工作,提高管理水平和服务品质,将危机事件的发生率降到最低限度。护理管理者要通过学习,不断增强处理危机的能力和控制危机发生的措施,提高护理管理水平,创造更大的社会效益和经济效益。

【案例与分析】

一、控制理论在护理管理中的应用

(一)案例介绍

某三甲医院成立了新的肿瘤病区,大多数护理人员从各科抽调,如果你是该病区护士长,你如何做好化疗药物静脉外渗的管理?

(二)案例分析

1. 控制

控制是管理活动的五大职能之一,它使整个管理过程得以顺利运转、循环往复。预防性控制要求管理者对计划运行中会出现的偏离因素及活动的关键点有深刻的理解,才能预见问题,采取预防性措施。

2. 原则

在护理管理工作中,各种规章制度、护理常规、技术操作流程、工作程序、人员培训、工作计划等都起着预防性控制作用。在设计预防性控制措施时,所遵循的原则都是为了更有效地达成组织目标。

3. 护士长应从以下几方面着手,加强对化疗药物静脉外渗的管理

1) 加强化疗给药的专业培训是最重要的。因为未受过严格、系统的专业培训情况下,护士使用化疗药物最易发生药物外渗。

2) 制定规范的化疗给药流程作为操作指南,指导护士的工作。

3) 建立一系列的规章制度来弥补、完善质量控制中的不足。如专科护士用药制度、化疗前对患者宣教制度、化疗前静脉评估制度、化疗中巡视记录制度、化疗结束后的评价制度等。

4) 护士长在以上措施的实施中应加强检查和反馈,确保制度和规范落到实处。

二、处理危机事件的方法

(一)案例介绍

一位患者因患"上呼吸道感染",护士遵医嘱给予5%葡萄糖＋头孢唑啉钠3.0 g静脉滴注,当输入液体50 ml左右时,家属发现输液瓶内有白色絮状物,到护士站大闹,要求给其说法。如果你是护士长,你将如何处理这起危机事件?

(二)案例分析

1. 做法

根据危机的控制与处理方法,护士长挺身而出,根据现实情况判断危急状态及可能带来的后

果,防止因家属的情绪失控导致整个病区工作变得混乱。

2. 素质要求

作为危机的处理者,护士长必须有敏锐的判断力和正确、果断的决策力,从容应变,争取将对患者的危害降到最低程度。

3. 护士长应做出如下处理

1) 立即指挥护士更换液体及输液管,密切观察病情,积极与患者及家属沟通,稳定他们的情绪。

2) 告知医生,遵医嘱使用预防霉菌感染的药物。征得患者及家属同意,抽血做血培养,尽量将对患者的损害降低到最低程度。

3) 在有家属在场的情况下,对可疑液体进行封存,交由第三方保管,送到具有法律资格的检验机构进行液体培养。

4) 逐层汇报,请护理部、医务科协助解决。

5) 24 小时内召开全科护士会议,分析原因,吸取教训,避免类似事件的发生。

6) 护士长带领当事人向患者及家属道歉,必要时给予一定的物质慰问,以取得患者及家属的理解。

【补充读物】

(一) 中美史克 PPA 事件危机处理

美国一项调查表明,PPA 即苯丙醇胺,会增加患出血性中风的危险。2000 年 11 月 6 日,美国食品与药物监督管理局发出公共健康公告,要求美国生产厂商主动停止销售含 PPA 的产品。中国国家药品监督管理局于 2000 年 11 月 16 日发布了《关于暂停使用和销售含苯丙醇胺药品制剂的通知》,在 15 种被暂停使用和销售的含 PPA 的药品中包含了中美史克生产的康泰克和康得两种产品。中国环球公共关系公司受中美史克委托,负责 PPA 事件媒介关系的整体协调与处理。

1. 危机应对

首先在短时间内针对国家药品监督管理局、资深新闻记者及业内人士,利用访谈和资料收集的形式进行了充分的调查研究。这个案例成功的关键是公关策略,即通过有效传播并强化中美史克对中国政府和中国消费者真诚承诺及在 PPA 事件处理过程中的坚定态度以得到媒体的理解与认同:

1) 坚决支持中国政府主管部门的决定。

2) 史克公司视消费者利益为上,视中国人民健康为上。

3) 中国国家药品监督管理局作为中国医药的政府主管部门,对保护中国人民的健康有着当然的责任,这种责任和作为医药企业的史克公司以及康泰克多年来在中国市场的品牌追求一致。

4) 中国媒体作为政府的耳目喉舌,对政府的决定和人民的健康有着当然的责任,这种责任也是史克公司和康泰克品牌的责任所在。

5) 消费者是康泰克的上帝,品牌属于消费者,对消费者的责任和对人民健康的态度是保护品牌和品牌重生之关键。

2. 战术

2001 年月 11 月 20 日下午,在北京国际俱乐部饭店举行了媒介恳谈会,希望借助媒介有效发布与此次 PPA 危机事件最相关的信息,尽量减少猜疑,保护康泰克、康得品牌,从而及时控制 PPA 事件,使其向有利于中美天津史克制药有限公司的方向发展。共有 54 家媒体的记者出席了恳谈会,会后 CCTV 东方时空栏目记者还对杨伟强先生进行了独家专访。天津电视台、天津有线电视台及广州日报、羊城晚报、新快报的记者于 21 日对杨伟强先生及中美天津史克制药有限公司进行了专访。自恳谈会后,媒介已将报道焦点转向了 PPA,而非康泰克和康得。恳谈会不仅从很大程度上减少了媒介针对 PPA 事件对史克的负面报道,而且及时扭转了舆论导向,使其向着有利于史克的方向发展。在处理 PPA 危机的过程中,采用了如下战术。

(1)把握时机,争取主动　首先成立危机处理小组,在第一时间召开媒介恳谈会(建议在北京),邀请重点媒介参加,客观地阐述事实真相,表明史克的态度与立场,尽可能回答记者感兴趣的问题。将名称定为媒介恳谈会,一方面可以传递企业的亲和力;另一方面,表达史克实事求是地面对危机并真诚与媒介沟通的态度,以赢得记者的同情与支持。再者,恳谈会可以帮助史克把握主动权并有效控制 PPA 事件信息。

(2)防患于未然　针对不可避免的敏感问题给出合理的答案,以防止负面报道的产生。确定统一的对外发布渠道、发言口径及发言人。确定固定的媒介来访接待人员。

(3)密切监测,积极沟通　全面监控国内的各类媒介、网站及史克的有关竞争对手的消息,及时获取相关的最新动态,收集有关报道的剪报,每天及时汇总有关媒介报道的情况,以便准确评估事态发展程度,为决策下一步的行动提供依据。在恳谈会前后,尽可能充分地与媒介沟通,开通热线电话,对经销商和消费者提出的问题给予解答,以增加媒介和目标受众对史克的理解与同情。

此次危机事件的成功处理,使史克与许多媒介在感情上进行了沟通并且建立了良好的关系,为康泰克重返市场打下了坚实的基础。

(二)百事可乐的"针头事件"

百事可乐是饮料市场上的大腕,与可口可乐几度争抢霸主地位。但在激烈竞争过程中,一次突发事件险些使百事可乐陷入被挤出市场的危机,这就是"针头事件"。

久闻百事可乐清新爽口的威廉斯太太从超级市场买了两筒百事可乐给孩子。回家后,喝完一筒,觉得味道不错,无意中将罐筒倒扣于桌上,竟然有枚针头被倒了出来。威廉斯太太大惊失色,立即向新闻界捅出此事,可口可乐公司也趁机大肆宣传自己的产品,一时间,百事可乐难得有人问津。

百事可乐公司一得到"针头事件"的消息,立即采取了措施,一方面通过新闻界向威廉斯太太道歉,并请她讲述事件经过,感谢她对百事可乐的信任,感谢她给百事可乐把了质量关,给予威廉斯太太一笔可观的奖金以示安慰。还通过媒介向广大消费者宣布:谁若在百事可乐中再发现类似问题,必有重奖。另一方面,在公司百事可乐生产线上更加严格地进行质量检验,并请威廉斯太太参观,使威廉斯太太确信百事可乐质量可靠,并赢得了这位女士的赞扬。

从以上案例,我们可以明白,饮料中居然会有针头,这是百事可乐从未遇到的,是几乎不可能的事件,并且发生得如此突然,还直接影响到公司的信誉和市场占有率及竞争力。百事可乐公司获取"针头事件"的信息后,及时、准确、迅速和果断地推出了一系列积极措施,显示出巨大的创新精神和深厚的信用,灵活机动把决策权极大限度地放到事件现场,根据现场情况变化,进行随时决策,缓解了矛盾,打消了消费者的顾虑,刺激了消费者的好奇心,不仅没有使销量下降,反而使购买百事可乐的消费者倍增。由此可见,突发事件的紧迫性和破坏性,要求领导者必须采取积极果断的措施,运用领导艺术创造性地处理突发事件,避免组织危机。

思考题

1. 控制的涵义及基本要素是什么?

2. 护理质量控制遵循的基本原则有哪些?

3. 简述控制的分类及其基本过程。

4. 根据护理工作特点,如何做好危机前的控制?

5. 案例分析题:患者小刘,因急性单纯性阑尾炎入院,急诊手术切除阑尾并抗感染治疗。术后第 2 天下床活动并排气,抗感染治疗 3 天,于术后第 5 天伤口拆线。拆线时,发现针眼处见脓点,部分切口裂开。此时感染控制科送来一份报表,本月手术室的无菌手术感染率达到 1%(按规定是 0.5%)。小刘发生了什么并发症? 该并发症属于什么感染? 原因是什么? 如果你是手术室的护士长,怎样才能更好地控制手术室的无菌感染率?

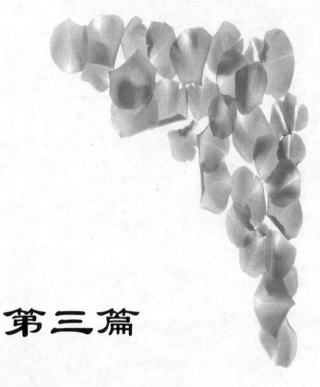

第三篇

护理质量管理

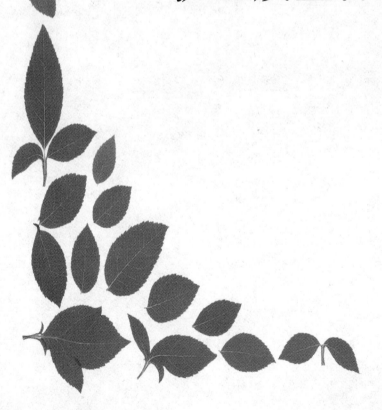

第八章

护理质量管理

▶▶▶▶ 学习目标 ◀◀◀◀

掌握　质量的概念、护理质量管理原则、PDCA 循环、常用的护理质量
　　　管理方法;

熟悉　护理质量管理标准、制定质量标准的原则、护理质量缺陷管理、
　　　护理质量评价;

了解　质量观演变过程。

　　质量是医院的生命线,是医院管理的核心工作。随着医疗管理制度的逐步完善,社会人群健康需求日益提高,质量管理更成为衡量管理水平的关键指标。护理质量是医院质量的重要组成部分,在保证医疗护理服务效果中占有重要地位。护理质量管理是一个不断完善、持续改进的过程。坚持质量第一,强化护理质量管理是护理管理永恒的主题,是提高医院核心竞争力的重要举措。

第一节　质量管理概述

一、相关概念

1. 质量

质量(quality)又称为"品质"。在管理学中是指产品或服务的优劣程度。国际标准化组织对质量的定义是:"反映实体满足明确和隐含需要的能力的特性总和"。

质量一般包含 3 层含义,规定质量、要求质量和魅力质量。规定质量是指产品或服务达到预定标准;要求质量是指产品或服务的特性满足了顾客的要求;魅力质量是指产品或服务的特性超出顾客的期望。

2. 质量管理

质量管理(quality management)是组织为使产品或服务质量能满足质量要求,达到顾客满意而开展的策划、组织、实施、控制、检查、审核及改进等有关活动的总和。质量管理的核心是制定、实施和实现质量方针与目标,质量管理的主要形式是质量策划、质量控制、质量保证和质量改进。它是全面质量管理的一个中心环节。

3. 质量体系

质量体系（quality system）指为保证产品、过程或服务质量，满足规定（或潜有）的要求，由组织机构、职责、程序、活动、能力和资源等构成的有机整体。按体系目的可分为质量管理体系和质量保证体系两类。

4. 质量策划

质量策划（quality planning）是确定质量目标和要求、采用质量体系要素、规定必要运行过程和相关资源的活动过程。

5. 质量控制

质量控制（quality control）是对影响服务质量的各环节、各因素制订相应的监控计划和程序，对发现的问题和不合格情况进行及时处理，并采取有效的纠正措施过程。

6. 质量保证

质量保证（quality assurance）是为了向服务对象提供足够的信任，表明组织能够满足质量要求，而在质量体系中实施并根据需要进行证实信任度的全部有计划和有系统的活动。

7. 持续质量改进

持续质量改进（continuous quality improvement）是指为了增强组织满足服务对象需求的能力所开展的质量改进的循环活动。

二、质量观演变

质量观（quality concept）是人们对质量的认识与看法。人们对质量的认知是一个发展变化的过程，它经历了 4 个不同的阶段。

（一）"符合性质量"阶段

这一理念始于 20 世纪 40 年代，其基本观点是，质量是以符合现行标准的程度作为衡量依据的，"符合标准"就是合格的产品质量，符合的程度反映了产品质量的水平。只有被定义出来产品的规格标准可以被有效地检查，才能确定其产品的符合度。由此，使用"符合性质量"概念更适合于描述产品的标准化程度，这个阶段只局限以产品本身的指标而衡量之。

（二）"适用性质量"阶段

这一理念始于 20 世纪 60 年代，其基本观点是，质量应该以适合顾客需要的程度作为衡量的依据，这是从使用产品的角度来定义产品的质量。从"符合性"到"适用性"，反映了人们在对质量的认识过程中，已经开始把顾客需求放在首要位置。两者最根本的区别是：前者是以明确的规格作为生产过程中检查的标准；而后者则认为衡量产品最终的质量标准不能仅仅是产品的规格，还应该包括客户"隐含"的期望。

（三）"满意性质量"阶段

满意性质量产生于 20 世纪 80 年代。这一时期提出的"全面顾客满意"概念将质量管理带人一个新的阶段，即全面质量管理（total quality management）阶段。全面质量管理的理念是组织应该以"全面顾客满意"为核心，它涉及组织运行的全部过程，组织的全体员工都应具有质量管理的责任。全面质量满意：首先，体现在产品整个生命周期中用户的满意，用户的满意取决于其需求度,不同用户有不同需求,用户共同的基本需要包括产品功能、价格、服务、产品责任、可靠性、价值观等。其次,全面质量满意应包括组织本身的满意,应与自然、社会环境相适应。组织的满意主要指一般员工、管理者以及老板或股东三种人的满意。

(四)"卓越性质量"阶段

"卓越性质量"这一理念产生于 20 世纪 90 年代。摩托罗拉、通用电气等世界顶级企业相继推行六个西格玛(6 Sigma)管理,逐步确定了全新的卓越质量观念,即顾客对质量的感知远远超出其期望,使顾客感到惊喜,质量意味着没有缺陷。它的衡量依据有三项:①体现顾客价值,追求顾客满意和顾客忠诚;②降低资源成本,减少差错和缺陷;③降低和抵御风险。

三、质量管理过程

1. 质量策划

质量策划活动是针对特定的产品、服务、项目或合同而进行的,策划要从人员、设备、材料、工艺、检验和试验技术、生产进度等全面考虑,策划的结果要以质量计划(quality plan)这一文件表现形式表达。

2. 质量控制

质量控制的目的在于以预防为主,通过采取预防措施来排除质量形成的各环节、各阶段产生问题的原因,以达到控制偏差和提高质量之目的。质量控制的具体实施主要是对影响产品质量的各环节、各因素制订相应的监控计划和程序,对发现的问题和不合格情况进行及时处理,并采取有效的纠正措施。质量控制强调满足质量要求,着眼消除可能发生的偶发性问题,使产品和体系保持在既定的质量水平。

3. 质量保证

质量保证是一种特殊的管理形式,其实质是组织机构通过提供足够的产品和服务信任度,阐明其为满足顾客和服务对象的期望而做出的某种承诺。质量保证分第一、二、三方保证。

(1) 第一方质量保证　指产品生产者或服务提供者的质量声明和自我质量保证。

(2) 第一方对第二方的质量保证　指产品生产者或服务提供者对特定顾客所作的特别质量保证。

(3) 第三方质量保证　指社会上具有权威性的、客观公正的第三方(通常是专业或行业组织、独立检验试验机构、质量认证机构),通过对产品进行检验、试验、测量,对产品的生产体系或服务体系进行检查、评审,对符合要求的出具有关文件(颁发证书),证明产品或体系符合某种规定的标准要求。

质量保证强调得到顾客的信任,着眼于体系、过程及产品的有效性,即确保体系运行有效、过程稳定可靠,产品质量合格。

4. 质量改进与持续改进

质量改进涉及以下主要方面:

(1) 产品质量改进　包括老产品改进、新产品开发,以及服务产品的改进。

(2) 过程质量改进　包括采用新技术、新方法、新工艺、新材料、新设备,进行技术改造和技术革新,实施更科学、更严格的过程质量控制方法和手段。

(3) 体系质量改进　包括采用 ISO9001 质量管理体系标准和借鉴其他管理体系标准。

（4）提升服务信誉和组织信誉　提高顾客满意度，培养顾客忠诚。

（5）提高质量经济效益　包括增强质量效益和降低质量成本。持续改进是指质量改进不是一次性的活动，而是长期的、不间断的改进过程和活动。

第二节　护理质量管理

一、基本任务

护理质量是指护理工作中为服务对象提供的护理服务活动符合规定的优劣程度，以及满足服务对象需求与期望的效果。护理人员素质的高低决定了护理质量的优劣程度，所谓符合规定是指护理人员的思想素质、工作行为要符合职业道德规范；业务素质和各项操作要符合技术操作规范；要了解服务对象的需求，使自己的服务符合服务对象的期望，并达到应有的效果。随着医学模式的转变，护理质量的内涵在不断拓宽，它包括：①要树立整体护理观念，帮助人们预防疾病，维持健康，为患者提供从生理到心理的整体护理；②以护理程序为核心规范各项护理工作；③要有扎实的专业知识和熟练的操作技术；④质量的标准是零缺陷，要杜绝差错事故，消除安全隐患。

护理质量管理（nursing quality management）是指按照护理质量形成的过程和规律，对构成护理质量的各要素进行计划、组织、协调和控制，以保证护理服务达到规定的标准、满足和超越服务对象需要的活动过程。

护理质量管理基本任务主要有以下4个方面。

1. 建立质量管理体系

护理质量是在护理服务活动过程中逐步形成的。要使护理服务过程中影响质量的因素都处于受控状态，必须建立完善的护理质量管理体系，明确规定每一个护理人员在质量工作中的具体任务、职责和权限。只有这样，才能有效地实施护理管理活动，保证服务质量的不断提高。护理质量管理体系是医院质量管理体系的一部分。一般护理质量管理体系应与医院质量管理体系同步建立。

2. 进行质量教育

质量教育是质量管理一项重要的基础工作。护理管理者应加强质量教育，不断增强全体护理人员的质量意识，使护理人员认识到自己在提高质量中的责任，明确提高质量对于整个社会、医院的重要作用，自觉地掌握和运用质量管理的方法和技术，提高管理水平和技术水平，不断地提高护理工作质量。

3. 制定护理质量标准

护理质量标准是护理质量管理的基础，也是规范护士行为的依据。护理管理者的一个重要任务就是建立护理质量标准，只有建立科学的护理质量标准体系，才能达到规范之目的。

4. 进行全面质量控制

对影响质量的各要素、各个过程进行全面的质量控制；持续改进护理质量，质量持续改进是质量管理的灵魂，树立第一次就把工作做好、做不好是不正常的、只能不断改进、不能安于现状、追求卓越的意识，力争对护理质量进行持续改进。

二、基本原则

1. 以患者为中心原则

患者是医院医疗护理服务的中心,是医院赖以存在和发展的基础。以患者为中心的原则强调:无论是临床护理工作流程设计、优化,护理标准制定,还是日常服务活动的评价等管理活动中都必须打破以工作为中心的模式,建立以尊重患者人格,满足患者需求,提供专业化服务,保障患者安全的文化与制度。

2. 预防为主的原则

护理质量的高品质是要由预防来完成的,不能靠稽核来保障品质,即每一个人第一次就要把事情做好。所以要注意环节质量,注意护理工作中的每一个程序都必须符合标准要求,要以预防为主,要实行以自我控制为主,逐级控制为辅,重视基础质量和环节质量,通过对护士的教育与训练来提高质量,把质量缺陷消灭在萌芽状态。

3. 工作标准"零缺陷"的原则

美国管理思想家(Philip B. Rosby)克劳士比认为质量成本包含符合要求的代价,和不符合要求的代价,前者是指第一次把事情做对的代价,后者是指所做事情没有符合要求所产生的额外费用,包括报废、返工、返修等内部损失费和用户索赔、维修等外部损失费用。"零缺陷"与"差不多"是两个不同的概念,质量是以不符合要求的代价来衡量的,而不是指数,因缺陷水平指数的抽象性掩盖了质量问题的本质。故工作标准必须是"零缺陷"而不是差不多。

4. 全员参与原则

护理服务是护理人员劳动的结果,各级护理管理者和临床一线护理人员的态度和行为直接影响着护理质量。因此,护理管理者必须重视人的作用,对护理人员进行培训和开发,增强护理人员的质量意识,引导每一位护理人员能自觉参与护理质量管理工作,充分发挥全体护理人员的主观能动性和创造性,不断提高护理质量。

5. 基于事实的决策方法原则

有效的决策必须以充分数据和真实的信息为基础。护理管理者要运用统计技术,对护理质量要素、过程及结果进行测量和监控,分析各种数据和信息之间的逻辑关系、寻找内在规律,比较不同质量控制方案优劣,结合过去的经验和直觉判断,做出质量管理决策并采取行动。这是避免决策失误的重要原则。

6. 持续改进原则

持续改进是指在现有水平上不断提高服务质量及管理体系有效性和效率的循环活动。强化各层次护理人员,特别是管理层人员追求卓越的质量意识,以追求更高过程效率和有效性为目标,主动寻求改进机会,确定改进项目,而不是等出现问题再考虑改进。

三、护理质量管理标准

(一)相关概念

1. 标准

标准（standard)是为在一定范围内获得最佳秩序,对活动或其结果规定共同的和重复使用的规则、导则或特性的文件。它以科学技术和实践经验为基础,经有关方面协商同意,由公认的机构批准，以特定形式发布，具有一定的权威性。

2. 标准化

标准化（standardization）是为在一定范围内获得最佳秩序，对实际的或潜在的问题制定共同的和重复使用的规则的活动。这种活动包括制定、发布、实施和改进标准的过程。这种过程不是一次完结，而是不断循环螺旋式上升的，每完成一次循环，标准水平就提高一步。标准化的基本形式包括：简化、统一化、系列化、通用化和组合化。

3. 国家标准

国家标准（national standard）是指由国家标准机构通过并公开发布的标准。《中华人民共和国标准化法》第六条规定："对需要在全国范围内统一的技术要求，应当制定国家标准。国家标准由国务院标准化行政主管部门制定。"

4. 行业标准

行业标准（professional standard）是指由国家有关行业行政主管部门通过并公开发布的标准。

5. 地方标准

地方标准（provincial standard）是指在国家的某个地区一级通过并公开发布的标准。

6. 企业标准

企业标准（company standard）是对企业范围内需要协调统一的技术要求、管理要求和工作要求，由企业制定并由企业法人代表或其授权人批准、发布的标准。

（二）标准的分类和级别

标准的分类方法很多。标准的级别：《中华人民共和国标准化法》规定，我国的标准分4级：国家标准、行业标准、地方标准和企业标准。

（三）护理质量标准

1. 定义

护理质量标准（nursing quality standard）是依据护理工作内容、特点、流程、管理要求、护理人员及服务对象特点、需求而制订的护理人员应遵守的准则、规定、程序和方法。一般由一系列具体标准组成。如在医院工作中，各种条例、制度、岗位职责、医疗护理技术操作常规均属于广义的标准。《中华人民共和国护士管理办法》《综合医院分级护理指导原则》《基础护理服务工作规范》与《常用临床护理技术服务规范》等，均是正式颁布的国家标准。

2. 重要性

护理质量标准是护理管理的重要依据，它不仅是衡量护理工作优劣的准则，也是指导护士工作的指南。建立系统的、科学的和先进的护理质量标准与评价体系，有利于提高护理质量和护理管理水平，有利于护理学科的发展和护理人才培养。

3. 分类

护理质量标准目前没有固定的分类方法。依据使用范围一般分为护理业务质量标准、护理管理质量标准；根据使用目的分为方法性标准和衡量性标准；根据管理过程结构分为要素质量标准、过程质量标准和终末质量标准。

（1）要素质量标准 要素质量是指构成护理工作质量的基本要素。要素质量标准既可以是护理技术操作的要素质量标准，同时也可以是管理的要素质量标准，每一项要素质量标准都应有具体的要求。

（2）过程质量标准　过程质量是各种要素通过组织管理所形成的各项工作能力、服务项目及其工作程序或工序质量，它们是一环套一环的，所以又称为环节质量。在过程质量中强调协调的医疗服务体系能保障提供连贯医疗服务，连贯的医疗服务主要指急诊与入院的衔接、诊断与治疗的衔接、诊疗程序的衔接、科室之间的衔接和院内与院外衔接。

（3）终末质量标准　护理工作的终末质量是指患者所得到的护理效果的综合质量。它是通过某种质量评价方法形成的质量指标体系。要素质量、环节质量和终末质量标准是不可分割的，一般将三者结合起来构成综合质量标准。

4. 常用的护理质量标准

（1）护理技术操作质量标准　包括基础护理技术操作和专科护理技术操作。

总标准：严格"三查七对"；正确、及时、确保安全、省力、省物；严格执行无菌操作原则及操作程序，操作熟练。每一项护理技术操作的质量标准可以分为评估、准备、操作流程、评价几部分。详见附录二和附录三。

（2）临床护理质量标准　临床护理工作体现人性化服务，要体现患者知情同意与隐私保护的责任；基础护理与等级护理的措施到位；护士对住院患者的用药、治疗提供规范服务；对实施围手术期护理的患者有规范的术前访视和术后支持服务制度与程序；提供适宜的康复和健康指导；各种医技检查的护理措施到位；密切观察患者病情变化，根据要求正确记录。详见附录五、附录六、附录八。

（3）护理病历书写质量标准　护理病历包括首次护理评估单、体温单具体标准详见附录七。

（4）护理管理质量标准　为了进行质量管理，需要对有关的计划、决策、控制、指挥等管理职能制定相应的标准，即护理管理质量标准。详见附录四。

（四）护理质量标准化管理

护理质量标准化管理，就是制（修）订护理质量标准，执行护理质量标准，并不断进行护理标准化建设的工作过程。

1. 原则

（1）可衡量性原则　没有数据就没有质量的概念，因此在制定护理质量标准时，要尽量用数据来表达，对一些定性标准也尽量将其转化为可计量的指标。

（2）科学性原则　制定护理质量标准不仅要符合法律法规和规章制度要求，而且要能够满足患者的需要，有利于规范护士行为，有利于提高护理质量，提高医院管理水平，有利于护理人才队伍的培养，促进护理学科的发展。

（3）先进性原则　因为护理工作对象是患者，任何疏忽、失误或处理不当，都会给患者造成不良影响或严重后果。因此，要总结国内外护理工作正反两方面经验和教训，在充分循证的基础上，按照质量标准形成的规律制定标准。

（4）实用性原则　从客观实际出发，掌握医院目前护理质量水平与国内外护理质量水平的差距，根据现有人员、技术、设备、物资、时间、任务等条件，定出质量标准和具体指标，制定标准值时应基于事实，略高于事实，即标准应是经过努力才能达到的。

（5）严肃性和相对稳定性原则　在制定各项质量标准时要有科学的依据和群众基础，一经审定，必须严肃认真地执行，凡强制性、指令性标准应真正成为质量管理法规；其他规范性标准，也应发挥其规范指导作用。因此,需要保持各项标准的相对稳定性,不可朝令夕改。

2. 方法和过程

制定护理标准的方法和过程可以分为3个步骤:

(1) 调查研究,收集资料 调查内容包括国内外有关标准资料、标准化对象的历史和现状、相关方面的科研成果,实践经验和技术数据的统计资料和有关方面的意见和要求等。调查方法要实行收集资料与现场考查相结合,典型调查与普查相结合,本单位与外单位相结合。调查工作完成后,要进行认真的分析、归纳和总结。

(2) 拟定标准并进行验证 在调查研究的基础上,对各种资料、数据进行统计分析和全面综合研究,然后着手编写关于标准的初稿。初稿完成后要发给有关单位、人员征求意见,组织讨论、修改形成文件。须通过试验才能得出结论的内容,要通过试验验证,以保证标准的质量。

(3) 审定、公布、实行 对拟定的标准进行审批,须根据不同标准的类别经有关机构审查通过后公布,在一定范围内实行。

(4) 标准的修订 随着护理质量管理实践的不断发展,原有的标准不能适应新形势的要求,此时就应该对原有质量标准进行修订或废止,制定新的标准,以保证护理质量的不断提升。

四、护理质量管理方法

护理质量管理常用的方法有 PDCA 循环(也称"戴明环")、DXTXA 模式、QUACERS 模式、以单位为基础的护理质量保证模式和质量管理圈活动等。其中 PDCA 循环是护理质量管理最基本的方法之一。

PDCA 循环管理是美国休哈顿质量管理专家爱德华·戴明(W. Edwards Deming)提出的,被称为"戴明环"。PDCA 是英语 Plan(计划)、Do(执行)、Check(检查)和 Action(处理)4 个词的缩写,它是在全面质量管理中反映质量管理客观规律和运用反馈原理的系统工程方法。

(一) PDCA 循环基本工作程序

每一次 PDCA 循环都要经过 4 个阶段,8 个步骤,如图 3-1-1。

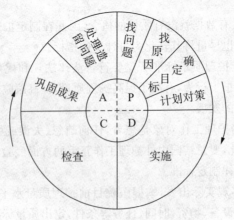

图 3-1-1 PDCA 循环的八个步骤

1. 计划阶段

第一步分析质量现状,找出存在的质量问题;第二步分析产生质量问题的原因或影响因素;

第三步找出影响质量的主要因素；第四步针对影响质量的主要原因研究对策，制订相应的管理或技术措施，提出改进行动计划，并预测实际效果。措施应具体而明确，回答 5W1H 内容：为什么要这样做（why）？做什么（what）？谁来做（who）？什么时间做（when）？在什么地方做（where）？怎样做（how）？

2. 实施阶段

按照预定的质量计划、目标、措施及分工要求付诸实际行动。此为 PDCA 循环第五步。

3. 检查阶段

根据计划要求，对实际执行情况进行检查，将实际效果与预计目标作对比分析，寻找和发现计划执行中的问题并进行改进。此为 PDCA 循环第六步。

4. 处置阶段

对检查结果进行分析、评价和总结。具体分为两个步骤进行。第七步把成果和经验纳入有关标准和规范之中，巩固已取得的成绩，防止不良结果再次发生。第八步把没有解决的质量问题或新发现的质量问题转入下一个 PDCA 循环，为制定下一轮循环计划提供资料。

（二）PDCA 循环的特点

1. 完整性、统一性、连续性

PDCA 循环作为科学的工作程序，其四个阶段的工作具有完整性、统一性和连续性的特点。在实际应用中，缺少任何一个环节都不可能取得预期效果，只能在低水平上重复。比如计划不周，给实施造成困难；有布置无检查，结果不了了之；不注意将未解决的问题转入下一个 PDCA 循环，工作质量就难以提高。

2. 大环套小环，小环保大环，相互联系，相互促进

作为一种科学的管理方法，PDCA 循环适应于各项管理工作和管理的各个环节。整个医院质量体系是一个大的 PDCA 循环，大循环所套着的层层小循环即各部门、各科室及病区质量体系的动态管理。护理质量管理体系是整个医院质量体系中的一个小的 PDCA 循环，而各护理单元的质量控制小组又是护理质量管理体系的中的小循环。整个医院运转的绩效，取决于各部门、各环节的工作质量，而各部门、各环节必须围绕医院的方针目标协调行动。因此，大循环是小循环的依据，小循环是大循环的基础。通过 PDCA 循环把医院的各项工作有机地组织起来，彼此促进（图 3－1－2）。

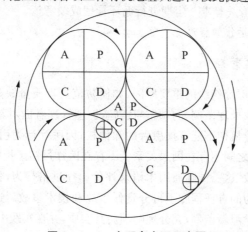

图 3－1－2　大环套小环示意图

3. 不断循环, 不断提高

PDCA循环不是一种简单地周而复始, 也不是同一水平上的循环。每次循环, 都要有新的目标, 都能解决一些问题, 就会使质量提高一步, 接着又制定新的计划, 开始在较高基础上的新循环。这种螺旋式的逐步提高, 使管理工作从前一个水平上升到更高一个水平（图3-1-3）。

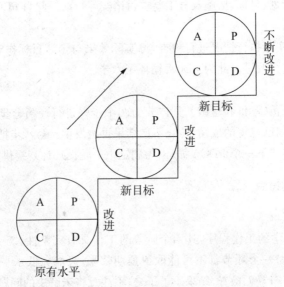

图3-1-3 PDCA循环螺旋式上升示意图

（三）PDCA循环基本要求

(1) PDCA循环周期制度化 循环管理必须达到制度化要求: ①明确规定循环周期, 周期时间不宜过长, 也不能很短, 一般以月周期为宜; ②必须按循环周期作管理制度运转, 不可随意搁置、停顿。

(2) 实行PDCA循环管理责任制 PDCA循环能否有成效地转动起来, 关键在于责任到人, 首先是确定循环管理的主持人; 其次还要组织有关人员参加。

(3) 制定循环管理的有关标准 定期进行循环管理成绩考核。

(4) 实现PDCA循环运作的程序化 略。

五、护理质量缺陷管理

护理质量缺陷是引发医疗纠纷的重要原因, 如何防范护理质量缺陷是护理管理者应思考的问题。随着新的《医疗事故处理条例》的颁布与实施, 护理管理者面对新的情况: 新条例规定, 患者有权复印病历资料, 医疗机构不能有损患者的知情权; 因医疗行为引起的侵权诉讼, 由医疗机构就医疗行为与损害结果之间不存在因果关系及不存在医疗过错承担举证责任, 即通常说的"举证责任倒置"; 用"医疗事故"这一国际通用术语来评价诊疗过错行为, 将以前的"差错"归为第四级医疗事故; 医疗过失行为的责任程度不再分责任事故和技术事故。这些新情况对管理者提出新的要求, 一方面要认真学习新条例, 充分理解领会其实质, 并在实践中执行, 另一方面要制定新的管理规定应对新的变化。

（一）相关概念

1. 护理质量缺陷

护理质量缺陷（nursing quality defective）指由于各种原因导致的一切不符合护理质量标准的现象和结果。这种现象或结果使患者产生不满意或给患者造成损害，分为患者不满意、医疗纠纷和医疗事故三种。

2. 患者不满意

不满意（discontent）是患者感知服务结果小于期望的恰当服务且超出容忍区所形成的一种心理状态。当患者对医疗服务质量产生不满意感觉时，一般有两种反应：一种是不抱怨，继续接受服务，但容忍区域变窄，期望值提高，或直接退出服务；另一种是抱怨，有私下和公开之分，如果问题得到迅速而有效的解决，就会维持或提高患者原有满意度，否则，就会发生纠纷。

3. 医疗纠纷

医疗纠纷（medical dispute）是指患者或家属就对医疗服务的过程、内容、结果、收费或态度不满而发生争执，或对同一医疗事件医患双方对其前因及后果，处理方式或轻重程度产生分歧发生的争议。

4. 医疗过失行为

医疗过失行为（medical negligence）是指医务人员在医务活动中因违反了医疗卫生管理法律、行政法规、部门规章和诊疗护理规范、常规，不是主观故意而是客观上有过失造成患者损害的医疗行为。认定医疗行为是否有过失的关键在于医疗行为是否违反了有关医疗卫生管理法律、行政法规、部门规章、诊疗护理规范、常规和是否存在主观故意。衡量医疗行为主体是否有过失，不能凭主观推断，而要靠认真、科学的判定。

5. 医疗过失行为责任程度判定

医疗过失行为责任程度分为：完全责任，指医疗事故损害后果完全由医疗过失行为造成；主要责任，指医疗事故损害后果主要由医疗过失行为造成，其他因素起次要作用；次要责任，指医疗事故损害后果主要由其他因素造成，医疗过失行为起次要作用；轻微责任，指医疗事故损害后果绝大部分由其他因素造成，医疗过失行为起轻微作用。

6. 医疗事故

医疗事故（medical malpractice）是指医疗机构及其医务人员在医疗活动中，违反医疗卫生管理法律、行政法规、部门规章和诊疗护理规范、常规，过失造成患者人身损害的事故。

7. 医疗事故构成要件

（1）发生医疗事故的主体　　发生"医疗事故"的主体是医疗机构及其医务人员。这里说的"医疗机构"是指按照国务院 1994 年 2 月发布的《医疗机构管理条例》取得《医疗机构执业许可证》的机构。这里所说的"医务人员"是指依法取得执业资格的医疗专业技术人员，如医师和护士等，他们必须在医疗机构执业。

（2）行为的违法性　　"医疗事故"是医疗机构及其医务人员因违反医疗卫生管理法律、行政法规、部门规章和诊疗护理规范、常规而发生的事件。

（3）过失造成患者人身损害　　"过失"造成的即是医务人员的过失行为，而不是有伤害患者的主观故意；对患者要有"人身损害"后果。这是判断是否是医疗事故至关重要的一点。

（4）过失行为和后果之间存在因果关系　　这是判定是否是医疗事故的一个重要方面。虽然存在过失行为，但是并没有给患者造成损害后果，这种情况不应该被视为医疗事故；而虽然存在损害后果，但是医疗机构和医务人员并没有过失行为，也不能判定为医疗事故。

8. 医疗事故分级

根据对患者人身造成的损害程度，医疗事故分为四级：

（1）一级医疗事故　造成患者死亡、重度残疾的。

（2）二级医疗事故　造成患者中度残疾、器官组织损伤导致严重功能障碍的。

（3）三级医疗事故　造成患者轻度残疾、器官组织损伤导致一般功能障碍的。

（4）四级医疗事故　造成患者明显人身损害的其他后果的。

具体分级标准由国务院卫生行政部门制定。

9. 不属于医疗事故的情形

有下列情形之一的，不属于医疗事故：①在紧急情况下为抢救垂危患者生命而采取紧急医学措施造成不良后果的；②在医疗活动中由于患者病情异常或者患者体质特殊而发生医疗意外的；③在现有医学科学技术条件下，发生无法预料或者不能防范的不良后果的；④无过错输血感染造成不良后果的；⑤因患者方原因延误诊疗导致不良后果的；⑥因不可抗力造成不良后果的。

（二）护理质量缺陷管理

1. 患者投诉的处理

当患者因不满而投诉时：首先要耐心接待，认真受理并记录；其次，采取纠正措施，如解释说明、向患者道歉等；第三，对投诉问题进行调查、了解其原因，评估问题严重性，分清责任，做出适当补偿；第四，采取长效纠正措施，防止问题再次发生；第五，跟踪调查。

2. 医疗事故的处理

医疗机构有义务正确的处理医疗事故，保护医患双方的合法权益，把医疗事故造成的损害减低到最小程度。要正确、及时、稳妥地处理医疗事故，首先，必须制定处理医疗事故预案。处理医疗事故的预案是指在出现医疗事故后明确处置医疗事故、防止损害扩大的领导机构和承担具体工作的相关部门，以及各部门的职责和应采取的措施的一种方案。其次，按照程序处理医疗事故。

3. 医疗事故的预防

要做到有效防范医疗事故，除了设立医疗质量监控部门或人员、加强医疗质量监督管理、建立预警机制、做好风险管理、提高医务人员技术水平、改善服务态度外，还应制定切实可行的防范医疗事故预案。医疗事故预案是在医疗事故出现之前制定的一系列应急反应程序，明确应急机制中各成员部门及其人员的组成、具体职责、工作措施以及相互之间的协调关系。预案在其针对的情况出现时启动。

六、护理质量评价与持续改进

护理质量的评价是护理质量管理中的控制工作之一。评价一般指衡量所定标准或目标是否实现或实现的程度如何，即对一项工作成效大小、工作好坏、进展快慢、对策正确与否等方面做出判断的过程。评价贯穿工作的全过程中，不应仅在工作结束之后。

护理质量评价的主体是内部评价和外部评价，评价的客体是护理结构、过程和结果。评价的过程是收集资料，将资料与标准比较并做出判断的过程。

(一) 护理质量评价对象

传统的护理质量评价主要是将护理项目作为评价对象,如特护、一级护理质量、护理技术操作合格率、健康教育覆盖率等。而现在患者满意度的评价、护理人员满意度评价和医院护理质量管理体系的评价亦成为重要的评价对象。

(二) 护理质量评价指标

护理质量评价的指标一般分工作质量指标和工作效率指标两类。

1. 工作质量指标

这类指标还未形成完整标准体系,大都偏重临床护理工作质量。如护士培训率、考试及格率、病房管理合格率、陪护率等,而新的《医院管理评价指南(试行)[2005]》增加了反映患者最终得到护理效果的评价指标,如健康教育知晓率、护理缺陷发生率、医院感染发生率、患者对医务人员工作满意度、社会对医疗服务的满意率等。

2. 工作效率指标

这类指标基本上是工作量的指标,是标明负荷程度的。大体包括:护士人数、病房床位与护士比、收治患者数、床位使用率、床位周转次数,重症护理日均数及重症护理率、卫生宣教人次数、健康教育覆盖率等。

以往我们侧重于工作质量指标的评价,忽视了工作效率指标的评价。因此,评价后,反映出护理工作负荷量大的科室工作质量上暴露的问题较多,护理质量综合评价分低;而护理工作负荷量小的科室则往往暴露问题相对少,护理质量综合评价分却较高,这样,挫伤了部分科室护理人员的工作积极性,违反了公平理论。

(三) 护理质量评价方式

1. 根据评价时间

(1) 定期评价　分综合性全面定期检查评价和专题对口定期检查评价两种,前者按月、季度或半年、一年进行,由护理部统一组织进行;后者则根据每个时期的薄弱环节,由质量管理人员按质量标准定期检查某个专题项目。

(2) 不定期评价　主要是各级护理管理人员、质量管理人员深入实际随时按护理质量标准要求进行检查评价。

2. 根据评价主体不同

划分为医院外部评价、上级评价、同级评价、自我评价和服务对象评价。

3. 根据评价内容

划分为全面检查评价、专题项目检查评价。

(四) 护理质量评价的内容与方法

1. 要素质量评价

要素质量评价是对构成护理服务要素质量基本内容的各个方面进行的评价,包括组织结构、物质设施、资源和仪器设备及护理人员的素质。具体表现为:①环境,患者所处环境的质量是否安全、清洁、舒适,温度、湿度等情况。②护理人员工作安排,是否选择合理的护理方式,人员质量

（资历）是否合乎标准等。③器械、设备是否处于正常的工作状态，包括药品、物资基数及保持情况，要根据客观标准数量进行检查计量。④病房结构、患者情况、图表表格是否完整等。

要素质量评价方法有现场检查、考核、问卷调查，查阅资料等。

2. 环节质量评价

环节质量评价即对护理过程的评价。这类标准可以评价护士护理行为活动的过程是否达到质量要求，可按护理工作的功能和护理程序评价。具体包括 7 个方面：①正确执行医嘱方面；②病情观察及治疗结果反应观测方面；③对患者的管理；④对参与护理工作的其他医技部门和人员的交往和管理；⑤护理报告和记录的情况；⑥应用和贯彻护理程序的步骤和技巧；⑦心理护理，健康教育，身体和感情健康的促进等。

环节质量评价方法主要为现场检查。一般采用 5 级评价方法：①自我评价；②同科室护理人员的相互评价；③护士长的检查监督评价；④科护士长的指导评价；⑤护理部组织的综合质量评价。

3. 终末质量评价

终末质量评价是对护理服务的最终结果的评价。评价护理服务结果对患者的影响，即患者得到的护理效果的质量。一般应选患者满意度、静脉输液穿刺成功率，事故发生率等。

终末质量一般通过问卷调查、护理查房等方法进行评价。

（五）护理质量评价结果的分析

护理质量评价的结果直接表现形式主要是各种数据，但用这些数据尚不能直接对护理质量进行判断，须进行统计分析。护理质量评价结果分析方法有许多，可根据收集数据的特性采用不同方法进行分析。常用的方法有定性分析法和定量分析法两种。定性分析法包括调查表法、分层法、水平对比法、流程图法、亲和图法、头脑风暴法、因果分析图法、树图法和对策图法等。定量分析法包括排列图法、直方图法和散点图的相关分析等。

1. 调查表法

调查表法是用于系统地收集、整理分析数据的统计表。通常有检查表、数据表和统计分析表等。如住院患者对护士工作满意度调查表属于调查表（详见附录一）。表 3－1－1 某医院 2004 年第一季住院患者对护理工作不满意项目属于统计分析表。

表 3－1－1 某医院 2004 年第一季度住院患者对护理工作不满意项目

不合格项目	频　数	频率（%）	累计频率（%）
基础护理不落实	48	50.53	50.53
健康教育不到位	28	29.47	80
病房环境卫生差	10	10.53	90.53
护士穿刺技术差	4	4.21	94.74
护士服务态度不佳	3	3.16	97.90
其　　他	2	2.10	100
合　　计	95	100	

2. 因果图法

因果图法是分析和表示某一结果(或现象)与其原因之间关系的一种工具。通过分层次地列出各种可能的原因,帮助人们识别与某种结果有关的真正原因,特别是关键原因,进而寻找解决问题的措施。因果图因其形状像鱼刺,故又称鱼骨图,包括"原因"和"结果"两个部分,原因部分又根据对质量问题造成影响的大小分大原因、中原因、小原因。

其制作步骤是:①明确要解决的质量问题;②召开专家及有关人员的质量分析会,针对要解决的问题找出各种影响因素;③管理人员将影响质量的因素按大、中、小分类,依次用大小箭头标出;④判断真正影响质量的主要原因。

例:某院护理部分析手术感染率增加与护理工作的关系,找出各种原因,做出因果图,如图3-1-4。

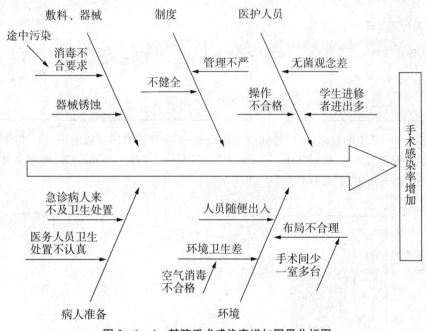

图3-1-4 某院手术感染率增加因果分析图

3. 排列图法

排列图法又称主次因素分析法、帕累托图(Pareto Chart)法。它是找出影响产品质量主要因素的一种简单而有效的图表方法。排列图是根据"关键的少数和次要的多数"的原理而制作的,也就是将影响产品质量的众多影响因素按其对质量影响程度的大小,用直方图形顺序排列,从而找出主要因素。

其结构是由两个纵坐标和一个横坐标,若干个直方形和一条曲线构成。左侧纵坐标表示不合格项目出现的频数,右侧纵坐标表示不合格项目出现的百分比,横坐标表示影响质量的各种因素,按影响大小顺序排列,直方形高度表示相应的因素的影响程度,曲线表示累计频率(也称帕累托曲线 Pareto Graphs)。

排列图的作用:①确定影响质量的主要因素。通常按累计百分比将影响因素分为三类:累计百分比在80%以内为A类因素,即主要因素;累计百分比在80%~90%为B类因素,即次要因素;累计百分比在90%~100%为C类因素,即一般因素。由于A类因素已包含80%存在的问题,此问题如果解决了,大部分质量问题就得到了解决。②确定采取措施的顺序。③动态排列图可评价采取措施的效果。例如,某医院对 2010—2011 年住院患者 145 起投诉原因进行统计(表3-1-2)

表3-1-2　某医院 2010—2011 年住院患者投诉原因

投诉原因	频　数	百分比（%）	累计百分比（%）
服务态度差	66	45.5	45.5
病室环境不安静	53	36.6	82.0
护士穿刺技术差	11	7.6	89.6
收费不合理	5	3.4	93.0
治疗不及时	4	2.8	95.8
液体渗漏	3	2.1	97.9
其他	3	2.1	100.0
合计	145	100.0	—

根据表3-1-2中的数据,制作排列图(图3-1-5)。从排列图可以看出,145 起住院患者投诉原因主要是服务态度差、病室环境不安静,此两项累计的百分比达80.2%,属于 A 类因素,故一旦这些问题得到纠正,大部分质量问题即可消除。

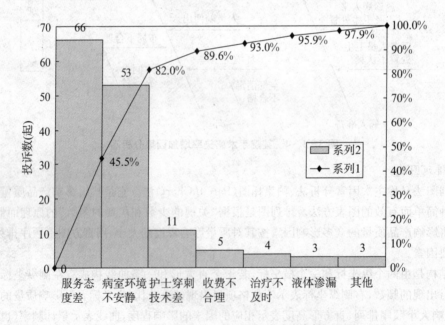

图3-1-5　某医院 2001—2002 年住院患者投诉原因

4. 直方图

直方图是用来整理数据,将质量管理中收集的一大部类数据,按一定要求进行处理,逐一构成一个直方图,然后对其排列,从中找出质量变化规律,预测质量好坏的一种常用的质量统计方法(图3-1-6)。

5. 控制图

控制图又称管理图,是一种带有控制界限的图表,用于区分质量波动是由于偶然因素还是系统因素引起的统计工具。控制图的结构,纵坐标表示目标值,横坐标表示时间,画出3~5条线,即中心线、上下控制线,上下警戒线。当质量数据呈正态分布时,统计量中心线(以均值表示)、上下控制线($\bar{x} \pm 2s$),上下警戒线($\bar{x} \pm s$)(图3-1-7)。

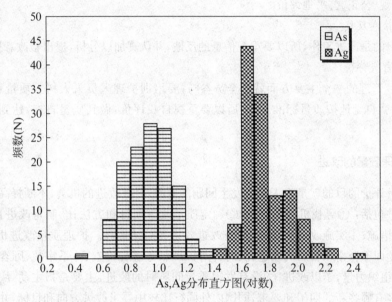

图3-1-6 As,Ag分布直方图

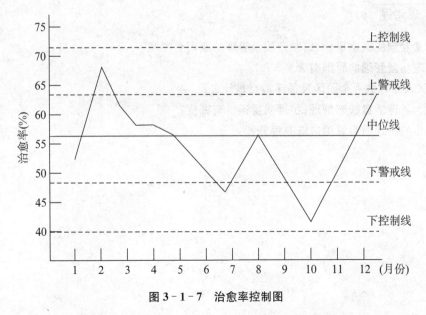

图3-1-7 治愈率控制图

应用控制图的注意事项:本图用于治愈率、合格率时,指标在$\bar{x} \pm s$以上说明计划完成良好,但在床位使用率时,超过上控制线时,说明工作负荷过重,应查找原因,予以控制。当用于护理缺陷发生率时，指标在 $\bar{x}\pm s$ 以下表明控制良好，一旦靠近警戒线时应引起高度重视。

（六）评价中应注意的问题

1. 准确、客观、公正，防止误差

护理质量的评价内容、评价标准很多是定性资料，检查人员对标准掌握得过松、过严或其他人为的因素都可能使评价结果不够准确、客观、公正，因此，要提高管理人员素质，加强对标准的培训，做到客观、公正、公平地评价。

2. 重视信息反馈

评价的目的是改进工作，所以要重视信息的反馈，并认真加以分析，提出整改意见。

3. 重视自我评价

全面质量管理的一个主要方面就是全员参与，要培训护理人员人人树立质量意识，学习质量标准，平时就自觉地按质量标准工作，所以要重视自我评价，做到质量自控，达到最佳的效果质量。

（七）护理质量的改进

护理质量评价的目的就是为了确定发生问题的原因，寻找改进的机会，不断提高护理质量。

质量改进包括：①寻找机会和对象；②确定质量改进项目和方法；③制定改进目标、质量计划、质量改进措施；④实施改进活动；⑤检查改进效果和总结提高。护理质量改进机会：①出现护理质量问题即不合格项目后的改进，及时针对护理服务过程检查、体系审核、顾客投诉中呈现出来的问题，组织力量，予以改进；②没有发现质量问题时的改进，主要是指主动寻求改进机会，主动识别顾客有哪些新的期望和要求，同国内外同行比较中寻求改进方向和目标，并予以落实。

思考题

1. 质量管理的概念是什么，制定质量管理的原则有哪些？
2. 护理质量管理的原则有哪些？
3. PDCA 循环的 4 个阶段及循环特点是什么？
4. 何为护理质量缺陷管理，护理质量评价有哪些？
5. 常用的护理质量管理方法有哪些？

第九章

护理信息管理

掌握 信息的概念,信息管理的概念;护理信息的特征、种类及收集的
基本方法;护理信息系统及信息管理类别;护理信息管理的
方法。

熟悉 信息的特点和种类;一般信息的特点;信息管理的发展阶段、制
度和作用;护理信息系统的主要方面。

随着计算机在社会各个领域越来越多的应用,逐渐产生了一门新的学科,这就是信息管理
学。信息管理系统是计算机技术和通信技术综合发展的产物,任何人、任何组织在管理活动中都
会产生大量的信息,用计算机系统进行数据处理和信息管理,能大大提高管理效率,使许多管理
活动更加准确、迅速、省时省力。同时计算机网络技术的发展,使信息的传递如虎添翼,为护理信
息管理提供了更为广阔的发展空间。

第一节 信 息 概 述

一、概 念

信息的定义有狭义和广义的解释。狭义的信息(information)是指经过加工整理后,对于接
受者具有某种使用价值的数据、消息、情报等的总称。广义的信息指在客观世界中反映事物特征
及变化的语言、文字、符号、图形、声像、数据等,是变化最新的反映并经过传递而再现。信息一般
经由2种方式从信息产生者向信息利用者传递。一种是由信息产生者直接流向信息利用者,称
为非正规信息流;另一种是信息在信息系统的控制下流向信息利用者,称为正规信息流。对信息
概念的理解,主要抓住以下几点:

1) 信息是客观事物变化和特征的最新反映。

2) 信息是客观事物相互作用、相互联系的表现。

3) 信息的范围很广。

4) 信息要经过传递。

5）获得信息后，经过加工和有序化的过程，就是获得新信息的过程。

二、特征和种类

（一）特征

各种信息的具体内容虽然不同，但其基本特征有共同之处。信息的一般特征包括以下4种。

1. 真实性

信息是环境事实的可通信知识。信息价值的大小，主要取决于该信息是否符合事实。可以这样说，事实是信息的中心价值。

2. 时间性

时间性是指信息的滞后性和在一定时间内的有效性。也就是说信息是有寿命周期的。

3. 不定性

不定性是指对客观事实的知识，往往不能全部得到，所谓的"全"是相对的，不完全才是绝对的。

4. 与信息载体的不可分性

任何信息都是由信息实体和信息载体两部分构成的整体。信息实体指的是信息的内容；信息载体指的是反映这些内容的数据、文字、声波、光波等。

（二）种类

1. 自然信息

自然信息泛指自然界中各种非生命物体传播出来的种种信息。

2. 生物信息

生物信息泛指有机界各种动植物相互间传递的种种信息。这类信息直接反映自然界的变化，并为相应的信息接受源直接收纳和理解。

3. 社会信息

社会信息泛指与人类各种物质文化和生活相关的信息。此类信息不是原始信息，而是在一定条件下，经过人们识别、筛选、加工后形成的信息。经济信息是社会信息的一个重要组成部分，如金融信息、商品信息、企业信息、国民经济发展信息等。

三、特点

（1）可识别性　信息是客观存在的，可被人们感知、认识和利用。

（2）可传递性　人们感知信息后，可通过语言、网络等进行相互之间的信息共享和利用。

（3）可储存性　无论多么庞大的信息，都可以储存于计算机的硬盘、软盘、光盘等储存装置中，使用者可以通过快速的检索，获得需要的相关信息资料。如医院的医护病案、各种医护科研数据、病患的费用结算、医护人员的劳动报酬等。

（4）可浓缩性　人们对信息收集、加工、整理、分析、归纳而被提炼、浓缩。

（5）可替代性　信息是一种可以创造价值的知识，其价值不但可以替代资本、劳动力、物资，而且比它们更重要。有研究表明，护理信息系统有效地减少了护理人员耗费工时平均数的60％。

（6）可分享性　医院的计算机管理网络系统能接受和储存临床医疗和护理工作、教学、科研及医院管理部门的信息和数据，医院各类人员可根据自己的需要随时查阅这些信息，大大地提高了工作效率。

（7）可扩充性 随着时代的变迁和事物的发展，知识不断更新，利用计算机可很好地将信息进行修改、整理，扩充新的信息，满足使用者的需求。

第二节 信 息 管 理

一、含义

信息管理就是对信息的收集、组织、整理、加工、储存、控制、传递和利用的过程。信息沟通是将某一信息传递给客体或对象，以期取得客体或对象做出相应反应的过程。信息管理在组织管理中起着十分重要的作用，搞好信息管理有助于促进生产力的发展，有助于促进科学技术的进步，有助于促进管理水平的提高。对信息管理的理解主要有下面两个方面。

（一）信息管理的对象

1. 信息资源

信息资源是信息生产者、信息、信息技术的有机体。信息管理的根本目的是控制信息流向，实现信息的效用与价值。但是，信息并不都是资源，要使其成为资源并实现其效用和价值，就必须借助"人"的智力和信息技术等手段。因此，"人"是控制信息资源、协调信息活动的主体，是主体要素，而信息的收集、存储、传递、处理和利用等信息活动过程都离不开信息技术的支持。没有信息技术的强有力作用，要实现有效的信息管理是不可能的。信息活动本质上是为了生产、传递和利用信息资源，信息资源是信息活动的对象与结果之一。信息生产者、信息、信息技术 3 个要素形成一个有机整体即信息资源，是构成任何一个信息系统的基本要素，是信息管理的研究对象之一。

2. 信息活动

信息活动是指人类社会围绕信息资源的形成、传递和利用而开展的管理活动与服务活动。信息资源的形成阶段以信息的产生、记录、收集、传递、存储、处理等活动为特征，目的是形成可以利用的信息资源。信息资源的开发利用阶段以信息资源的传递、检索、分析、选择、吸收、评价、利用等活动为特征，目的是实现信息资源的价值，达到信息管理的目的。单纯地对信息资源进行管理而忽略与信息资源紧密联系的信息活动是不全面的。

（二）信息管理是管理活动的一种

管理活动的基本职能"计划、组织、领导、控制"仍然是信息管理活动的基本职能，只不过信息管理的基本职能更具有针对性。

信息管理是一种社会规模的活动。它反映了信息管理活动的普遍性和社会性。它是涉及广泛的社会个体、群体、国家参与的普遍性的信息获取、控制和利用活动。

信息成为真正资源的必要条件是对信息整理的有序化过程。对信息进行整理，使其满足组织要求的过程就是信息管理的初始含义。由于对信息管理对象或范畴存在不同的看法，因而对信息管理就存在着不同的解释。

1. 狭义的信息管理

认为信息管理就是对信息的管理，即对信息进行收集、组织、整理、加工、储存、控制、传递、利用,并引向预定的目标。

2. 广义的信息管理

认为信息管理不仅是对信息的管理,而且还要涉及对信息活动的各种要素如信息、设备、人员、资金等进行合理的组织和控制,以实现信息及有关资源的合理配置,从而有效地满足对信息的需求。

二、发展阶段

上面两种对信息管理的不同认识,是信息管理发展中的不同阶段的标志。狭义信息管理对应着信息管理的技术时期,广义信息管理对应着信息管理的资源时期。

1. 信息管理的技术时期(1950—1980 年)

该时期以狭义信息管理为基本观念,着重运用计算机技术,通过建立计算机信息系统,实现对信息自身的有效处理。在其发展的几十年中,随着计算机科学的发展,涌现了各种新的信息系统,包括 ES——专家系统、DSS——决策支持系统、OAS——办公自动化系统、IRS——情报检索系统、MIS——传输加工系统、TPS——数据传输加工系统和 CBIS——计算机信息系统等。

随着信息系统的进化,这一时期的信息管理对其在管理领域的作用范围和重心在逐步变化,总的发展方向是由管理"金字塔"的底层逐步向高层演化(管理层次:一般工作人员→基层管理→中层管理→高层管理;对应的基本信息需求为:运行操作→业务控制/运行→管理控制/运行→战略、规划)。进入战略决策管理层次后,信息管理技术时期的不足就明显显露出来,使之难以胜任高层管理的使命。

2. 信息资源管理时期(1980 年以来)

该时期以广义信息管理概念为基础,强调对信息的综合管理。一方面强调信息管理对象的综合化,强调对信息活动中的信息、人、设备、技术、资金等各种资源的综合化管理;另一方面强调管理手段和方式的综合化,不仅应用信息技术方法,而且还综合采用经济、人文的管理方法,对信息活动诸要素进行综合管理。由于该时期与技术时期的信息管理思想、目标和方式有明显的区别,被视为信息管理发展的新阶段,并于 20 世纪 80 年代初提出了"信息资源管理"的新概念。

三、基本过程

在实际生活中,人们每时每刻都在不断地接收信息、加工信息和利用信息,都在与信息打交道。现代管理者在管理方式上的一个重要特征就是:他们很少同"具体的事情"打交道,而更多的是同"事情的信息"打交道。管理系统规模越大,结构越是复杂,对信息的渴求就越加强烈。实际上,任何一个组织要形成统一的意志、统一的步调,各要素之间必须能够准确、快速地相互传递信息。管理者对组织的有效控制,都必须依靠来自组织内外的各种信息。信息,如同人才、原料和能源一样,被视为组织生存发展的重要资源,成了管理活动赖以展开的前提,一切管理活动都离不开信息,一切有效的管理都离不开信息的管理。

信息管理的过程包括信息收集、信息传输、信息加工和信息储存 4 个方面。

(1) 信息收集　就是对原始信息的获取。

(2) 信息传输　是信息在时间和空间上的转移,因为信息只有及时准确地送到需要者的手中才能发挥作用。

(3) 信息加工　包括信息形式的变换和信息内容的处理。信息的形式变换是指在信息传输过程中,通过变换载体,使信息准确地传输给接收者;信息的内容处理是指对原始信息进行加工整理,深入揭示信息的内容。

(4) 信息储存 经过信息内容的处理,输入的信息才能变成所需要的信息,才能被适时有效地利用。信息送到使用者手中,有的并非使用完后就无用了,有的还需留做事后的参考和保留,这就是信息储存。通过信息的储存可以从中揭示出规律性的东西,也可以重复使用。

随着科学技术特别是信息工程、计算机技术等高科技技术的飞速发展和普及,当今世界已进入到了信息时代。企业和组织要求信息处理的数量越来越大,速度越来越快。为了让管理者及时掌握准确、可靠的信息,以及执行之后构成真实的反馈,必须建立一个功能齐全和高效率的信息管理系统。信息管理系统采用以电子计算机为主的技术设备,通过自动化通信网络,与各种信息终端相连接,利用完善的通信网,沟通各方面的联系,以保证迅速、准确、及时地收集情况和下达命令。

四、制度

没有完善的管理制度,任何先进的方法和手段都不能充分发挥作用。为了保障信息管理系统的有效运转,我们必须建立一整套的信息管理制度,作为信息工作的章程和准则,使信息管理规范化。建立完善的信息管理制度主要包括以下几个方面:

(一) 建立原始信息收集制度

一切与组织活动有关的信息,都应准确无误地收集。为此,要建立相应的制度,安排专人或设立专门机构从事原始信息的收集工作。同时,在信息管理过程中,要对工作成绩突出的单位和个人给予奖励,对那些不负责任造成信息延误和失真,或者出于某种目的胡编乱造、提供假数据的人,要给予相应的处罚。

(二) 规定信息渠道

在信息管理中,要明确规定上下级之间纵向的信息通道,同时也要明确规定同级之间横向的信息通道。建立必要的制度,明确各单位、各部门在对外提供信息方面的职责和义务,并在组织内部进行合理的分工,避免信息的重复采集和收集。

(三) 提高信息的利用率

信息的利用率,一般指有效的信息占全部原始信息的百分率。这个比例越高,说明信息工作的成效就越大。反之,不仅会在人力、物力上造成浪费,还会使有用的信息得不到正常有效的流通。因此,必须不断提高信息处理机构和信息工作人员的业务水平,健全信息管理体系,通过专门的训练,使信息工作人员具有识别信息和处理信息的能力。同时,必须重视使用科学的分析方法,从信息中找出规律,提高管理水平,使信息的作用得到充分发挥。

(四) 建立灵敏的信息反馈系统

信息反馈是指及时发现计划和决策执行中的偏差,并且对组织进行有效地控制和调节。如果对执行中出现的偏差反应比较迟钝,在造成较大失误之后才发现,就会给工作带来一些不必要的损失。因此,把管理中的追踪检查、监督和反馈放在重要地位,严格规定监督反馈制度,定期对各种数据、信息进行深入的分析,建立快速而灵敏的信息反馈系统就显得非常重要。

五、作用

信息是信息社会的基本特征,信息管理是新社会有序运转和发展的基本条件,信息管理在现代社会中起着十分重要的作用。其作用主要体现在以下几个方面:

(一) 信息管理是企业现代化管理的基础

在现代社会里,对急剧增加的庞大信息量的管理和利用,采用过去的手工操作已经远远不够,只有借助于现代化手段即电子计算机。在物质生产和流通过程中,生产经营与流通始终贯穿着"物流"和"信息流"。"物流"是指原材料等资源的输入变为产品而输出,经历着形态和性质的变化。伴随"物流"而产生的大量数据,如设计图纸、工艺文件、计划定额、工时、原材料、能源消耗等数据文件,形成了"信息流"。"物流"的活动是在"信息流"活动的作用下进行的,要使"物流",即生产过程沿着计划目标进行,就必须合理地管理和利用"信息流",以便科学地计划、组织、调节、引导"物流",使之按照客观规律进行运动。"信息流"的任何阻塞都会使"物流"失去控制,从而造成生产和流通的经济损失。

(二) 信息管理是生产力发展的需要

对信息及其有效的管理,是社会进步和经济繁荣的先决条件,仅凭过去低效率的办公方式,会造成文件堆积如山、层层扯皮的现象,很难适应生产力发展的要求,只有建立科学的信息管理系统,才能有助于推动社会生产力的进程。

(三) 信息管理是企业管理人员智力结构变化的需要

我国各级管理人员平均知识和智力水平已有很大程度的提高,只有采用先进的信息采集、传输、处理、存储等手段,建立信息管理系统,才能让这种优势得到充分发挥。利用信息管理系统提供的数据,管理人员可以更客观、更科学地作出决策;同时能使管理人员从繁杂的数据统计中释放出来,去从事更高级的研究和开拓工作。

(四) 信息管理是新技术革命挑战的需要

信息作为一种新型资源,其重要性逐渐被人们所认识。我们现在面临着新技术革命挑战的环境,生产的发展主要不是依靠资本,而是依靠信息、价值的增长,不再依赖体力而是需要知识;信息已成为生产力、竞争力和经济成就的关键。也就是说,不必增加多少资金和劳动力,只要掌握最新的信息量,用先进的技术和科学管理,就能开创新的局面,提高效益,这样才能适应新技术革命挑战的需要。

第三节　护理信息管理

一、护理信息学的内涵

我们处于信息爆炸的时代,各专业各学科之间交汇融合,协同发展,"护理信息学"正是在这种背景下诞生了。

护理信息学(nursing informatics)是研究护理信息在护理学领域中的地位、作用、价值以及如何运用护理信息来更加科学、合理、系统、周密、高效地全盘主导和掌握护理系列工作的科学。

根据护理信息学的理论,医院可以说是信息最为密集的单位,信息量也极大。医院主要信息可归纳为 4 类:患者信息、管理信息、医疗费用信息和业务过程信息等,而在护理运作流程中护士要采集、分析、管理、反馈这 4 类信息,总称护理信息。

二、护理信息的特点

护理信息除具有信息的一般特点外,还具有其专业本身的特点。

(一) 生物医学属性

护理信息主要是与患者健康有关的信息,因此具有生物医学属性的特点。在人体这个复杂的系统中,由于健康和疾病处于动态变化状态下,护理信息又具有动态性和连续性。如脉搏就汇集着大量的信息,既可以反映人体心脏的功能、血管的弹性,还能反映血液的血容量等信息。

(二) 相关性

护理信息和多方面有关,涉及的部门和人员很多,各方面的密切配合很重要。有护理系统内部信息,如护理工作信息、患者病情信息、护理技术信息等;有护理系统外部信息,如医生要求护士共同治疗患者、医院的医技部门及科室要求护理部门的配合、参与等信息。这些信息之间是相互交错、相互影响的。

(三) 准确性

信息必须及时获取、准确判断、做出快速的反应。医院护理信息的收集需要许多部门和人员的共同参与和配合,加上护理人员分布广泛,给信息的收集和传递造成了一定程度上的困难。护理信息中的一部分可以用客观数据来进行表达,如患者的出入院人数、护理人员的出勤率、患者的血压和脉搏等的变化、患者的住院天数等;而一部分则来自主观的反应,如病情观察时的神志、意识的变化,心理状态信息等,它们需要护理人员的准确观察、敏锐判断和综合的分析才能变成信息。否则,在患者病情危重、病情突变危及生命时,信息判断、处理失误,会造成不可挽回的损失。

(四) 大量性和分散性

护理信息涉及面广、信息量大、种类繁多,且分散。有来自临床的护理信息、来自护理管理的信息、来自医生医疗文件的信息;有数据信息、图像信息、声音信息、有形和无形信息等。对这些信息的正确判断和处理,直接关系到护理质量和护理管理的效率。

三、护理信息的分类与收集方法

(一) 护理信息的分类

医院的护理信息种类繁多,主要分为护理科技信息、护理业务信息、护理教育信息及护理管理信息。

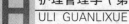

1. 护理科技信息

护理科技信息包括国内外护理新进展、新技术、护理科研成果、著作、论文、译文、学术活动情报、护理专业考察报告、护理方面的专利、新设备、医院各种疾病的护理常规、卫生宣教资料等。还包括医院内的护理科研计划、成果、著作、论文、译文、学术活动、护士的技术档案资料、护理技术资料等。

2. 护理业务信息

护理业务信息主要包括临床直接观察到的护理信息，个案病例护理信息，病房护理工作基本信息源，如医嘱信息、护理文书资料等。同时包括院内护理质量指标及原始资料，患者出入院、护理工作卡片，各种护理工作量表、各种日报表、月报表、季和年报表、各种护士值班表、护士考勤考核表等。

3. 护理教育信息

护理教育信息主要包括教学计划、教学会议记录、继续教育资料、培训计划、培训内容、业务学习资料、进修生及实习生管理资料、实习、见习安排、历次各级护士考试、考核成绩及标准试卷等。

4. 护理管理信息

护理管理信息包括三级医院评定标准、护士的基本档案、各级护理人员职责、各级护理技术人员工作的质量标准、各班护理人员的工作质量标准、护士长管理的资料信息、医院护理的各种管理规章制度、各级护理管理人员的职责及各种护理模式的管理制度等。

（二）护理信息收集的基本方法

1. 人工处理

人工处理是指信息的收集、加工、传递、存储等都是用人工书写或口头传递等方法进行。

（1）口头方式　抢救患者时的口头医嘱和晨交班等都是以口头传递信息。这是比较常用的护理信息传递方式。特点是简单易行，但容易发生错误，且错误的责任有时难以追查。

（2）文书传递　是护理信息最常用的传递方式。如交接班报告、护理记录、护理各种规章制度等，这是比较传统的方式。优点是保留时间长，有据可查，缺点是传递速度较慢。

（3）简单的计算工具　利用计算器进行护理信息中数据的处理，常用作统计工作量、计算质量评价成绩等。其缺点在于无法将结果进行科学的分析，因此滞后于现代护理管理的发展。

2. 利用计算机处理信息

运算速度快，计算精确度高，且有大容量记忆功能和逻辑判断能力，是一种先进的信息管理方式。目前在护理管理中应用计算机系统的主要方面如下：

（1）临床护理信息系统　主要用于处理医嘱，制定标准的护理计划等。

（2）护理管理信息系统　主要用于护理质量管理，如护士注册处理系统。

（3）护理知识库信息系统　主要用于护理论文检索和护理诊断查询等。

四、护理信息系统及信息管理类别

现代护理管理正经历着由定性管理向定量管理，经验型管理向科学化管理的发展过程。随着护理质量管理、人力资源管理、工作绩效评价等护理管理研究和改革的实施，引入现代化手段，将信息管理融入护理管理，对于提高护理管理成效起到至关重要的作用。

（一）护理信息系统

护理信息系统是一个可以收集、储存、处理、检索、显示所需动态资料并进行对话的计算机系统，是信息科学和计算机技术在护理工作中的广泛应用，是医院信息系统的重要组成部分。应用计算机信息管理进行护理管理，对提高护理质量，促进护理管理的科学化、标准化、现代化将是一个飞跃。护理信息系统主要由下列几个方面组成。

1. 住院患者信息管理系统

住院患者管理是医院管理的重要组成部分，耗用了医院大量的人、财、物资源。护士需耗费大量的时间去做收费、记账、填写各种卡片等一些间接护理工作。该系统是患者办理住院手续后，患者信息在病区护士站电脑终端显示，有利于及时准备床位，患者到病区后即可休息；同时患者信息卡刷卡后可打印患者一览表卡、床头卡等相关信息，并与药房、收费处、病案室、统计室等相应部门共享，这样既强化了患者的动态管理，又节约了护士的间接护理工作时间。

2. 住院患者医嘱处理系统

该系统由医生在电脑终端录入医嘱，在护士站电脑终端中显示，经核实医嘱无疑问确认后即产生各种执行积累单及当日医嘱变更单、医嘱明细表；确认请领当日、昨日、明日药后，病区药房、中药房自动产生请领汇总表及患者个人明细表；药费自动划价后与收费处联网入账；住院费及部分治疗项目按医嘱自动收费。该系统由医生录入医嘱，充分体现出医嘱的严肃性、法律效应性。

3. 住院患者药物管理系统

本系统在所有病区电脑终端上设有借药及退药功能，在患者转科、转院、出院、死亡及医嘱更改时可及时退药、并根据患者用药情况设有退药控制程序，避免人为因素造成误退滥退药物现象。

4. 住院患者费用管理系统

该系统根据录入的医师医嘱，诊疗、手术情况，在患者住院的整个过程中可以随时统计患者、病区费用的管理信息，如患者的费用使用情况，科室在某一时间段的患者出院情况，各项收入比例，有利于调整费用的结构，达到科学管理。

5. 手术患者信息管理系统

该系统在外科各病区及手术室电脑终端输入手术患者的信息，如：拟行的手术方式，是否需安排洗手护士，是否需特殊器械，手术时间，麻醉会诊邀请等。麻醉会诊后录入手术安排的时间，手术室房间号，麻醉人员、洗手护士及巡回人员名单，术前用药情况，特殊准备意见等，使病区与手术室之间紧密衔接。

6. 护理排班信息系统

该系统上设有护士长排班系统。护士长输入密码后显示排班程序，进行排班、修改、打印，与护理部联络设立电子邮件，使信息沟通更便捷。

护理信息系统在计算机专业人员和护理人员的共同努力下，要不断开发新的护理信息处理系统软件，使护士在护理信息处理中更方便、更科学、更完善。

（二）护理信息管理的类别

护理信息管理是指在护理活动过程中收集、整理、加工、处理有关的数据、消息或情报。主要包括下面几个方面。

1. 护理行政信息管理

病区护士长可利用计算机进行排班、检查出勤情况、考核护理人员工作质量，还可以了解患者的情况、医药费用、患者动态。要制定相应的护理信息管理制度和护理信息使用制度，维护护理信息的真实性、可靠性；要对护理人员进行计算机的应用与管理培训，同时还要防止数据的丢失和破坏，对一些重要的材料及时进行备份，定期对系统进行维修与保养等。

2. 护理业务信息管理

护理业务信息系统的内容主要有护理计划、患者病情、医疗计划、医师医嘱、患者饮食等，项目繁多，内容复杂，护理人员在输入护理信息时，一定要认真负责，按照统一规范的方法进行输入。并安排专人负责定期对系统进行整理，保证护理信息收集的内容全面、准确，格式规范。

3. 护理质量信管理

将护理质量评分标准输入计算机，建立数据库；将护士长、科护士长、医院护理质量控制小组、护理部各项检查、护理工作报表等数据输入计算机，使信息得到准确、及时的储存。利用计算机对储存的信息进行运算、统计、分析后，可将各病室护理工作质量以报告的形式输入，准确地评价护理工作强度和护理工作质量，便于护理管理，提高医院护理质量。

4. 护理科研信息管理

护理人员通过计算机建立各种信息库。例如，将特殊病例、科研数据、科研成果、新业务技术等输入计算机并储存，应设立密码，防止他人窃取或删除。利用计算机管理护理人员的科技档案，如对护理人员的个人学习经历、学习成绩、论文及著作、发明、专利、科研成果等进行记录和统计，了解护理的科研动态和护理人员的科研能力，为护理人员的晋升、深造和选派科研人才提供有力的依据。

5. 供应室信息管理

供应室是医院无菌器材和物品的供应中心，主要承担清洁、消毒、保管和发放工作。利用计算机进行信息管理，可将物品的种类、数目、价格、发放情况、回收情况、使用后损坏情况进行输入整理，并提供有效的、可靠的管理信息。

6. 重症监护病信息管理

监护病室主要收住大型手术后及严重创伤的患者，这些患者病情变化大、变化快，需要建立一个对人体重要的生理生化指标，有选择性地进行经常性的或连续性监护的系统。这个系统必须具有信息储存、显示、分析和控制功能。通过以计算机为核心的监护系统，将主要的生化信息指标自动储存、显示、分析，及时发现病情变化并做出应急处理。同时也降低了护士的疲劳性观察，减少了手工操作及主观判断所造成的误差。

五、护理信息管理方法

（一）护理信息资源系统管理

信息资源管理系统，主要包括下面两方面的内容。

1. 信息资源管理的组织系统

从信息组织系统的角度看，信息传递和沟通涉及组织的每个成员。不仅是最高管理层次发出信息，其他人接受信息；还包括下级发出信息，上级管理层次听取信息。事实是组织的每个成员既是信息的发送者，也是信息的接收者。由于信息沟通对组织活动有着非常重要的作用，每个成员都要参与信息沟通的过程,所以在组织中必须建立信息组织系统,以保证有效地沟通和联系。信息资源的组织来源于两个方面。

(1) 正规的组织系统 是指按组织结构和管理层次来传递信息进行沟通的系统。在这种情况下,社会组织系统即为信息组织系统,这是社会组织内部信息沟通的基本渠道。如各部门之间的信息传递,各管理层次之间的指令下达和落实反馈等。

(2) 非正规的组织系统 是指不受正式的组织机构约束的组织成员个人之间的信息沟通系统。它不仅是正规的组织系统的补充,而且大多数的信息沟通都是依赖非正规系统完成的。如果缺少非正式的沟通联系,信息组织系统能否正常运转很成问题。

2. 信息资源管理的技术系统

信息资源管理的技术系统即信息的一系列处理活动,信息处理主要由以下的基本活动组成。

(1) 登录 即数据采集,就是把客观事实用某种方式放进一个数据处理系统中。被登录的数据是准备用来处理成信息的对象。

(2) 分类 就是区分类别。把具有同样特性的数据,放在同一类里或同一组里。同样地,如果知道某个类别本身的一些情况,也可以赋予这一类中的数据以同样的特性。

(3) 排序 指把某些数据项,按照所需的顺序进行有序的排列。经过排序处理过的数据具有一定的含义,所以排序本身就是把数据转换成信息的一种处理。

(4) 计算 是对数据进行算术运算的处理。被登录的数据项可以进行加、减、乘、除和其他运算。

(5) 摘要(抽出) 把数据进行精简,并给以新的含义。

(6) 比较 用已知的量度对一些数据进行对比分析和逻辑判断。

(7) 通讯 把数据转换成信息,经过一系列处理活动后,必须将这些生成的信息及时送到需要者的手中,否则就没有价值了。这种处理过程就是通讯。

(8) 存储 将信息保存起来,以便继续使用或以后使用。最终保证信息系统周而复始地循环下去。

(9) 检索 就是寻找和查询数据。对已存储的数据进行搜索,从中找出满足用户要求条件的那些数据,这个过程就是检索。

(二)护理人员使用信息的管理

1. 提高护理人员对信息管理的认识

各级护理人员,尤其是护理部的工作人员要重视护理信息管理的重要性,自觉参与护理信息的收集、整理、分析、利用等。加强信息管理制度,实行护士长、科护士长、护理部主任分级负责,减少信息传递过程中的不必要环节,防止数据丢失。

2. 普及计算机知识

组织护士积极参加培训,使其掌握计算机文字处理系统和数据使用等计算机基本知识,保证信息的完整、真实、及时,并对数据进行适当的保密。

3. 保证信息渠道的畅通

各级护理人员应对信息及时传递、反馈,经常检查和督促信息管理工作,对违反信息管理制度和漏报或迟报信息、影响正常医疗护理工作或造成患者受损的情况,应追究责任,并给予责任人严肃处理。

4. 改善护理人员的素质

组织护士学习新技术和新方法,提高护理人员利用先进信息技术为临床护理和护理管理服务的能力。

▰▰▰◀ 思考题 ▶▰▰▰

1. 信息的概念是什么,其特征和种类有哪些?
2. 信息管理的定义及主要作用是什么?
3. 信息管理的基本过程有哪些?
4. 信息管理制度主要包括有哪些方面?
5. 护理信息学的概念是什么,如何进行收集?
6. 护理信息的特点和种类主要有哪些?
7. 护理信息系统主要有哪些方面?

附 录

附录一 住院患者对护士工作满意度调查表

内 容	A (5分)	B (3分)	C (不得分)
1. 入院时护士是否热情接待您	热情	较热情	不热情
2. 护士是否向您介绍病区的环境、设施、床位医生和护士及医院有关规定	已介绍	部分介绍	未介绍
3. 住院期间,负责您的管床护士是否能每天作自我介绍	是	有时能	没有
4. 各类检查(如透视、B超、胃镜等),护士是否向您交代了必要的准备、注意事项等	是	有时能	否
5. 护士在做护理操作前是否给您作解释	是	有时能	否
6. 护士做完治疗后是否经常到病房巡视并询问病情,观察治疗情况(如输液通畅、用药反应、疼痛不适、导管引流等)	能够	有时能	没有
7. 当您遇到问题告诉护士时,能否得到护士的帮助	能够	有时能	没有
8. 当您按呼叫铃后,护士能否及时到床边为您解决问题	及时	不够及时	不及时
9. 当您住院期间,护士能否告之您的护理级别及相应的护理服务项目及内容,并解决您的生活需要	是	有时能	没有
10. 在您住院期间,护士是否能对您进行饮食指导,并协助您进餐	能够	有时能	没有
11. 在您住院期间,您对医院饭菜的品种、口味及加热、保温措施是否满意	满意	较满意	不满意
12. 在您住院期间,护士是否向您介绍所用药物的知识	是	有时能	否
13. 在您住院期间,护士是否主动向您进行术前术后指导	是	有时能	否
14. 在您住院期间,护士是否主动向您进行康复指导:如继续用药、休息、饮食、功能锻炼、复诊等,并告之出院流程	是	不全面	否
15. 在您住院期间,护士是否每日提供收费明细账单	是	有时能	否

（续表）

内　容	A （5分）	B （3分）	C （不得分）
16. 在您住院期间,护士的治疗及护理工作是否影响到您的正常休息	没有	偶尔	经常
17. 床单、病员服等能否做到随脏随换	能够	偶尔	否
18. 病区在安静、清洁、整齐等环境方面您是否满意	满意	较满意	不满意
19. 您对护士服务的态度、及时性、质量是否满意	满意	较满意	不满意
20. 您对护士技术水平是否满意	满意	较满意	不满意
备注：1. 您住院期间,哪一位护士、护士长对您最关心照顾? 请告诉姓名: 　　　2. 请根据亲身感受,对我院的护理服务质量,提出宝贵意见。			

附录二　大量不保留灌肠考评标准

项目	操作流程及要求	分值	考评标准
目的 5分	1. 为手术、分娩或者检查的患者进行肠道准备 2. 软化粪便,解除便秘,减轻腹胀 3. 清除毒物,减轻中毒 4. 为高热患者降温	5	少或错一项扣2分
评估 10分	1. 患者的病情及自理能力 2. 患者的排便情况及肛周皮肤情况 3. 患者腹部有无包块,胀气 4. 患者有无灌肠禁忌症 5. 向患者解释灌肠的目的	10	少或错一项扣2分
准备 10分	1. 护士:洗手、戴口罩	2	一项不符扣1分
	2. 患者:排尿。	1	一项不符扣1分
	3. 用物:治疗盘内放灌肠筒,筒内盛灌肠液(39～41℃, <1 000 ml)、肛管、血管钳、棉签、石腊油、弯盘、一次性中 单、卫生纸、屏风、必要时备输液架、便盆、手套	5	少一样用物扣1分
	4. 时间:1 min	2	超时15秒扣1分, 超时30秒扣完
操作 流程 60分	1. 核对医嘱,携带用物到床旁,核对床号,姓名,解释,关闭门 窗,调节室温,必要时屏风遮挡	10	一项不符扣2分
	2. 协助患者左侧卧位,双膝屈曲,退裤至膝部,臀部移至床沿, 垫中单于臀下,置弯盘于臀边,注意保暖	10	一项不符扣2分
	3. 将灌肠筒悬挂于输液架上,筒内液面高于肛门40～60 cm; 戴手套,连接肛管,润滑肛管前端,排气,夹管;左手分开臀裂 暴露肛门口,右手将肛管轻轻插入直肠7～10 cm,左手固定 肛管,右手放开血管钳,使液体缓缓流入	10	液面高度不符扣5分 未润滑未排气扣2分, 插入深度不符扣5分
	4. 密切观察液面下降的情况和患者的反应,交代可能出现的情 况及配合方法	10	未观察液面及患者的 情况各扣5分,未交待 配合方法扣3分
	5. 液体即将流尽时夹管,用卫生纸包裹肛管轻轻拔出并擦净肛 门,取下肛管放入弯盘,取下手套	4	一项不符扣2分
	6. 安置患者	2	未安置患者扣2分
	7. 嘱患者尽量保留5～10 min(高热患者保留30 min)再排便, 协助能下床患者上厕所排便,不能下床的患者将便器、传呼 器移至易取处,协助患者排便	4	一项不符扣1分

（续表）

项目	操作流程及要求	分值	考评标准
操作流程 60分	8. 观察大便的性状，必要时留取标本送检	4	一项不符扣2分
	9. 清理用物，整理床单位，开窗通风	4	一项不符扣2分
	10. 洗手，记录	2	一项不符扣1分
注意事项 5分	1. 正确选用灌肠溶液，掌握溶液的温度、浓度、量。肝性脑病患者禁用肥皂液；充血性心力衰竭和水钠潴留患者禁用生理盐水；降温用28～32℃、中暑用4℃等渗盐水，保留30 min后排出，排便后30 min测体温并记录	2	少一小点扣0.5分
	2. 插管动作轻揉，避免损伤黏膜	0.5	少或错扣0.5分
	3. 保持一定灌注压力和速度。患者腹胀或有便意，嘱其张口深呼吸，并降低灌肠筒的高度或减慢流速；如液面不降，可转动肛管；如出现面色苍白、出冷汗、剧烈腹痛、心慌气急等应立即停止，给予处理	2	少或错一小点扣0.5分
	4. 灌肠禁忌证：急腹症、消化道出血、妊娠、严重心血管疾病	0.5	少或错扣0.5分
评价 10分	1. 执行查对制度，无差错	4	不符合要求扣4分
	2. 关心患者，注意患者保暖，维护患者隐私	3	不符合要求扣3分
	3. 患者配合操作，达到治疗目的	3	不符合要求扣3分

附录三 咽拭子标本采集考评标准

项目	操作流程及要求	分值	考评标准
目的 5分	取患者咽部及扁桃体分泌物做细菌培养	5	未说明或不正确不得分
评估 10分	1. 了解患者病情、口腔黏膜和咽部感染情况	6	一处评估不全扣2分
	2. 解释操作目的,取得患者配合	4	一项不符合扣2分
准备 10分	1. 仪表端庄,着装整洁	1	一项不符合扣1分
	2. 洗手,戴口罩	2	一项不符合扣1分
	3. 用物:无菌咽拭子培养管、乙醇灯、火柴、压舌板、医嘱、化验单、手消毒液	5	缺一项扣1分
	4. 时间:1 min	2	超时15秒扣1分, 超时30秒扣完
操作 流程 60分	1. 核对医嘱、化验单,携用物至床旁,核对床号、姓名	5	一项做不到扣1分
	2. 向患者告知操作配合要点,协助患者取适宜体位	5	一项做不到扣2分
	3. 点燃乙醇灯	2	做不到不得分
	4. 让患者用清水漱口,然后让患者张口发"啊"音,必要时使用压舌板	8	未用清水漱口扣5分, 未让患者发"啊" 音扣5分
	5. 取出培养管中的拭子,轻柔、迅速地擦拭两腭弓、咽及扁桃体	10	擦拭部位不 准确扣10分
	6. 取毕,将试管口在乙醇灯火焰上消毒	10	未消毒扣10分
	7. 将拭子插入试管中,塞紧瓶塞,熄灭乙醇灯	6	一项不符合扣2分
	8. 注明标本留取时间,再次核对,记账,及时送检	8	一项不符合扣2分
	9. 协助患者取舒适体位,整理床单元	3	一项不符合扣1分
	10. 终末处理,洗手,记录	3	一项不符合扣1分
注意 事项 5分	1. 操作过程中,应注意瓶口消毒,保持容器无菌	1	少或错扣1分
	2. 最好在使用抗菌药物治疗前采集标本	1	少或错扣1分
	3. 操作时动作轻快敏捷,棉签勿触及其他部位,防止标本污染,影响检查结果	1	少或错扣1分
	4. 做真菌培养时,须在口腔溃疡面采集分泌物	1	少或错扣1分
	5. 避免在进食后2 h内留取标本,以防呕吐	1	少或错扣1分

（续表）

项目	操作流程及要求	分值	考评标准
评价 10分	1. 正确指导患者，告知患者检查目的、采集方法及时间	5	不符合要求一项扣2分
	2. 按消毒技术规范要求分类整理使用后物品	5	不符合要求一项扣2分

附录四　病区管理质量检查标准

项目	检查内容及要求	标准分 100分	扣分标准
人员管理 10分	护士、工人、实习生在岗在位、仪表着装规范、挂牌上岗,不接听拨打与工作无关的电话	2	一人不在岗扣1分 一人不规范扣1分
	所有人员无扎推聊岗、串岗、围坐吧台现象,不干私活	4	发现一项不符扣1分
	做到四轻、四声、一到位	4	一项做不到2分
药品管理 20分	除治疗室、换药室外,病区内不得存放备用药,患者自备药品有使用登记	2	发现一处扣1分
	外用药专柜放置,标识醒目	2	一项不符扣1分
	药品分类定点放置,摆放有序、橱内标识醒目	2	一项不符扣2分
	有基数卡,包括品种、剂量、数量,帐物相符	2	一项不符扣1分
	药品清洁、无变质、无破损,在有效期内,近3个月到期药有标识,按规定交接、定期检查有记录	4	一项不符扣2分、未定期检查扣2分
	高危药品专柜放置,标识醒目	2	做不到扣2分
	毒、麻、精神药品专柜加锁、专人管理,使用登记齐全	4	一项不符扣2分
	大型输液按有效期先后顺序规范放置	2	做不到扣2分
物品管理 20分	治疗车、护理车、平车、轮椅、送水车每日清水擦拭一次,有污染时随时擦拭消毒(清洁),性能良好,每周保养一次,(每日擦拭消毒一次)	5	一项不符扣2分
	窗帘、隔帘、屏风清洁无破损	6	一项不符扣2分
	各种仪器妥善保管,性能良好,清洁无灰尘,(大型)急救、生命支持类医疗设备(仪器上)有使用流程、使用登记(除颤仪、呼吸机)	6	一项不符扣2分
	一次性物品储备适中、放置规范,在有效期内	3	一项不符扣1分
基础管理 50分	护士站、值班室、更衣室、清洁、整齐,标识醒目且美观,物品放置有序	6	一项不符扣2分
	治疗室、换药室清洁、整齐、美观,物品分区放置,洁污分开	6	一项不符扣2分
	病床安排合理(重患者靠近护士站,病房有空床时不得加床,男女不得混住)	5	一项不符扣1分
	各病室整齐、清洁、安静、安全、美观,地面、阳台无杂物,床头柜上物品不超过3件,卫生间清洁无异味、无积水	10	一项不符扣2分
	处置室、污洗间、厕所清洁无异味,地面干燥不滑,或有防滑垫且大小适宜,无杂物;厕所内呼叫铃性能良好,有输液挂钩;垃圾桶清洁,及时倾倒	10	一项不符扣2分
	每天两次送开水到床头	4	做不到扣2分
	晾衣间、工勤员休息室、风机房整洁无杂物、无废品	4	一项不符扣1分
	库房物品分区定位,被服上架有标识、基数适中,摆放整齐;零散物品用集装箱分类放置,有标识	5	一项不符扣1分

附录五 消毒隔离质量检查标准

序号	检查内容及要求	标准分 100 分	扣分依据
1	病房每日一床一巾、一桌一巾湿打扫,地面无污迹	4	未执行不得分, 执行不到位扣2分
2	一人一针一筒一巾一带一消毒	4	未执行不得分, 执行不好扣2分
3	一次性器材用后处理符合要求	4	一件处理不 符要求扣2分
4	废物分类放置、符合要求,垃圾桶或纸篓每周消毒一次,消毒无异味	4	一项不符扣2分
5	氧气管、吸引装置、呼吸机装置、雾化吸入器(一用一消毒)一人一用,每周更换,污染时及时更换,一次性装置在有效期内;非一次性湿化瓶每周、吸引瓶每日清洁消毒,湿化液用无菌水每日更换	6	一项不符扣2分
6	特殊感染患者安置符合规范,应有标识,执行消毒隔离措施	2	无措施不得分, 无标志扣2分
7	出院患者终末处理彻底,使用床单元消毒机消毒	4	消毒不彻底扣2分
8	护理人员掌握常用消毒液浓度及配制方法,并每日测量有登记	4	一人不掌握扣2分, 不测量不登记各扣2分
9	各室抹布专用,每日消毒液湿擦台面	3	未专用不得分, 未湿擦扣2分
10	治疗室、换药室内物品按区放置,标识统一,美观	4	一项不符扣2分
11	护工掌握洗手方法,拖把专用,标志正确、明显	5	无标志扣3分、 标志不明显扣2分
12	病室每日开窗通风1~2次,各室仪器设备清洁,医疗仪器使用后表面擦拭消毒,定位放置,处于备用状态	8	未消毒扣2分, 未处于备用状态扣4分
13	及时更换消毒液,桶外标识注明名称、浓度(失效日期、时间),酒精、碘伏瓶每周更换一次,注明开瓶(时间)日期、失效日期,三联体(每周消毒二次)保持清洁	8	一项做不到扣2分
14	无菌持物镊注明使用时间,有效时间4~6 h	4	一项不符扣2分
15	无菌物品按失效日期先后顺序定位、规范存放,无过期物品	8	一项不符扣2分
16	无菌溶液、无菌包开封注明开封日期、时间,24 h失效,使用后的无菌包终末处理符合要求	6	一项不符扣2分
17	抽出的药液保存不超过2 h	2	不符要求扣2分

序号	检查内容及要求	标准分 100分	扣分依据
18	各种消毒容器缸外标识清晰美观,注明名称、浓度、消毒日期及失效日期	6	一项不符扣2分
19	体温表、血压计等治疗护理用具用后消毒处理符合院感规范要求	4	一项不符扣2分
20	护理人员遵循无菌操作原则,掌握洗手指征,洗手方法正确,手消毒及手套使用符合要求	10	一项不符合扣4分

附录六　住院患者护理质量检查标准

序号	检查内容及要求	标准分 100分	评分标准
基础护理 60分	护士能按照入院规定流程接待患者,患者能说出管床医生、护士的姓名	6	一项不符扣1分
	床单元清洁平整,床下无杂物,床头柜物品摆放整齐	6	一项不符扣1分
	口腔、头发、皮肤、手足、会阴、肛门清洁,头发、胡须、指趾甲短,晨晚间护理到位,无护理并发症	6	一项不符扣2分
	患者卧位舒适安全,符合治疗护理要求	2	不符不得分
	切口敷料干燥,敷料潮湿及时更换,各种引流管、导管固定正确,保持通畅,并按时更换,伤口护理措施到位	6	一项不符扣2分
	根据病情,正确给予各种标识(防跌倒、防坠床、防压疮、药物过敏、各种管道、护理级别、饮食),正确使用腕带	6	缺一项扣2分
	患者能复述自己的护理级别及相应的护理内容	6	一项不符扣2分
	发药到口,床头柜无剩药,自备药用法正确,患者了解药物的作用及注意事项	6	一项不符扣2分
	患者了解各种检查、手术的注意事项、配合方法,危重及行动不便患者外出检查有专人护送,特殊检查有预约	5	一项执行不好扣2分
	饮食指导到位,患者实际进食与医嘱相符,订餐及时,能协助开饭、必要时喂食	5	一项执行不好扣2分
	患者了解疾病相关知识,健康宣教到位,能有针对性进行康复锻炼	6	一项未掌握扣1分
合　　计		60	
特、一级护理 40分	按时巡视,患者呼叫能及时应答并有效处理,输液卡记录规范,实际滴速与记录滴速相差不超过±10%	4	一项执行不好扣2分
	危重患者备有相应的抢救设施,生命体征监测准确及时,发现问题妥善处理并及时报告	6	一项执行不好扣2分
	熟练掌握各项报警参数的意义及处理方法	6	一项未掌握扣2分
	熟练掌握常见症状及专科疾病护理常规,能按照要求观察和护理患者,护理措施到位	12	一项执行不好扣2分
	掌握病情,做到九知道,加强沟通交流,做好心理护理	12	病情不知道不得分,余一项不知道扣2分
合　　计		40	

附录七　护理病历及护士长台帐质量标准

项目	检查内容及要求	标准分 100	评分标准
病历 管理 8分	病历内各种表单按规定位置放置,顺序正确,记录和使用后放回原处	2	一项做不到扣1分
	病历统一放于病历车中保管并加锁或推至安全处	2	一项做不到扣1分
	无缺页、破损、污染潮湿。页数过多时收起部分妥善保管	2	一项做不到扣1分
	病历夹清洁,标识书写规范、粘贴及时、准确	2	一项做不到扣1分
首次 护理 评估 单 10分	楣栏、页码填写齐全、准确,转科(床)及时有箭头标示	2	一处不符扣1分
	用笔颜色正确,字迹清楚工整、无涂改	2	一项不符扣1分
	记录及时、准确、规范、完整,与实际相符,无缺项	4	一项做不到扣2分
	护士签名符合要求。上级护理人员修改及时,并签全名	2	不及时扣2分, 潦草无法辨认扣2分
体温 单 24分	楣栏、页码填写完整、准确,转科(床)及时有箭头标示	4	错漏一处扣1分
	表格上栏填写齐全、准确,符合要求	2	错漏一处扣1分
	40~42℃、34~35℃内容填写完整、正确	4	错漏一处扣1分
	测 T、P 次数符合要求,曲线绘制规范,与实际相符,查原始记录。患者短时外出、检查、治疗等回室后及时补记,绘制在补记时间点。非监测时间点测得 T、P 绘制规范	10	错漏一处扣1分, 绘制欠规范扣1分, 与实际不符扣3分
	表格下栏项目填写完整、客观真实、正确、规范,符号标志准确	4	错漏一处扣1分
护理 记录 单 44分	楣栏、页码填写齐全、准确,转科(床)及时有箭头标示	4	一处不符扣1分
	用笔颜色正确,字迹清楚工整、无涂改	2	一项不符扣1分
	充分利用表格,无重复记录	6	一项做不到扣2分
	记录及时、准确、规范、完整,与实际相符,使用医学术语。病情及措施描述得当、表述清楚,无小结式记录	20	一项做不到扣2分
	记录次数符合规定要求	4	少记一次扣2分
	出入量记录内容、累计准确	4	一处不正确扣2分
	护士签名符合要求。上级护理人员修改及时,并签全名	4	不及时扣2分, 潦草无法辨认扣2分
护士 长台 帐 14分	护理查房按时完成,记录真实、规范	4	一项做不到扣1分
	护理质量检查按计划完成,护理质量分析会每月一次(含安全、服务),记录及时准确、真实、规范	6	一项不符要求扣2分, 造假一次不得分
	每月召开工休座谈会,及时记录,符合要求,反馈记录规范	4	未执行不行分, 对问题无反馈扣1分

附录八　抢救药品、器材管理质量标准

项目	质量标准	标准分100分	扣分标准
管理10分	1. 急救药品器材做到四定一及时	1	执行不到位不得分
	2. 抢救车每班交接,有记录并签名,抢救药品使用后有登记记录	2	缺一项扣1分
	3. 护士长每周检查1次,有记录及签名	1	缺一次不得分
	4. 抢救车内药品及器材效期管理登计齐全,未封车的每周检查记录一次,封车的每月检查记录一次,开封使用的,24 h内及时补充,并检查记录一次	4	一项执行不到位扣1分
	5. 抢救车封条处于完好状态,填写规范、齐全	2	一处不符扣1分
抢救车20分	1. 抢救车保持清洁,有示意图,标记清楚,无涂改	3	一处不符扣1分
	2. 抢救车内药品、大输液、器材有基数明细,实物摆放合理有序,位置与示意图相符	3	一项不符扣1分
	3. 药品标记清楚,在有效期内,3个月内失效的药品有明显标记	3	一项不符扣1分
	4. 护士熟知本专科抢救药品的名称、作用、剂量及使用方法,能在3 s内取出所需药品及物品	5	一项不达标扣1分
	5. 抢救器材准备齐全,性能良好,在有效期内,包括压舌板、开口器、舌钳、注射器、手套、吸痰管、剪刀、手电筒、治疗盘用物一套、血压计、听诊器、氧气装置、接线板等	6	一项不符扣1分
氧气15分	1. 中心供氧及瓶装氧气装置保持清洁,性能良好,无漏气	4	一项不符扣2分
	2. 瓶装氧气有支架车,瓶身有瓶套,不用时总开关及流量表开关关闭,放置合理,取用方便	5	一项不符扣1分
	3. 瓶装氧气有"空"、"满"及"四防"标识	1	无不得分
	4. 氧气不用时,流量表出气接头处用无菌纱布包裹,湿化瓶清洁干燥,定期更换	3	一项不符扣1分
	5. 瓶装氧气在有效期内,及时更换	2	一项不符扣1分
吸引器15分	1. 中心及电动吸引装置保持清洁,性能良好,调压开关灵敏,压力能根据需要调节	6	一项不符扣2分
	2. 各管连接正确,引流管、吸引器瓶塞、电源线无老化	4	一项不符扣2分
	3. 备用吸引器储液瓶处于清洁干燥状态,吸引管接头处用无菌纱布包裹,有备用吸痰管	3	一项不符扣2分
	4. 吸引器用后及时处理	2	不及时不得分

(续表)

项目		检查内容及要求	标准分 100 分	扣分标准
急救技能40分	简易呼吸器	1. 检查简易呼吸器性能完好(六步检测法),处于备用状态	5	视掌握情况酌情扣分
		2. 护士能按操作流程熟练使用	10	视掌握情况酌情扣分
		3. 护士能熟练掌握相关理论知识	5	一项未掌握扣 1 分
	除颤仪	1. 除颤仪性能完好,处于备用状态,检测及使用登记齐全,护士知晓及时取用	5	一项执行不到位扣 1 分
		2. 护士能按操作流程熟练使用	10	视掌握情况酌情扣分
		3. 护士能熟练掌握相关理论知识	5	一项未掌握扣 1 分

附录九　2013 年护士执业资格考试大纲

一、考试方法

（1）题型与题量　护士执业资格考试试题全部采用选择题。试题题型采用包含临床背景的题型，主要使用 A_2、A_3/A_4 型题（题型示例见附件），逐步增加案例分析、多媒体试题，辅以少量考查概念的 A_1 型题。

考试分专业实务和实践能力 2 个科目，每个科目题量为 120～160 题。

（2）评分与分数报告　采用计算机阅卷评分。对考试成绩合格考生，提供考生成绩单和护士执业资格考试成绩合格证明。

二、考核内容

（一）试卷内容结构

护士执业资格考试的试卷内容结构包括 3 个方面。它们分别是：

1）主要的护理任务。

2）完成任务所需要运用的护理知识。

3）各类常见疾病每道试题可以包括以上 3 个方面，即以常见疾病为背景，运用所学知识完成某一特定的护理任务。

例如：患者，男性，78 岁，患原发性高血压 26 年，并发心力衰竭入院。医嘱口服地高辛。护士给患者应用地高辛前，首先应评估的内容是：

A．心率、心律　B．24 h 尿量　C．呼吸频率　D．血压　E．水肿程度

本题主要考查针对高血压合并心力衰竭患者（疾病背景），护士应在执行用药前运用所学的护理学知识（药理学知识）对患者进行评估（任务）。

（二）考试涉及的主要护理任务

主要护理任务是指在临床工作初期（0～3 年）的护士，在执业活动中常见的护理工作任务。考试所涉及的护理任务共有 7 类，分别是：

1．照护患者，满足患者基本需求

执行患者日常护理活动以及护理特有的操作（如日常生活照护、测量生命体征、移动患者、保持患者体位；执行护理特定操作如伤口护理、置入导尿管、进行静脉输液等）。

2．与协助治疗相关的任务

进行安全的用药、协助治疗的活动（包括：检查配伍禁忌、按正确程序给药、按照不同方法/途径给药、观察药物效果/不良反应等）。

3．沟通、协调活动

与患者进行沟通，满足患者心理需求（包括：评估患者/家庭支持系统、应对和维护等）以及在一个医疗团队中进行有效的沟通交流。

4．评估/评价活动

执行对患者的评估/评价（如评估生理状况、采集各类标本、评价实验室检查结果、观察治疗效果、进行重复评估的程序等）。

5．保证患者安全

向患者提供安全而有效的治疗和康复环境（如保护患者不受各种伤害的威胁、提供安全的护理环境、评估患者护理工具的安全有效性等）。

6．健康指导

向患者和家庭提供教育支持（评估知识水平、解释目前患者情况、提供健康知识和护理信息等）。

7．伦理/法律活动

执行与护理工作中伦理法律方面有关的活动（如保护患者隐私、按规定报告特定事件等）。

（三）考试涉及的知识模块

有关的知识模块是指护士在完成上述护理任务时，所体现的相关知识的要求，主要包括与护理工作紧密相关的医学基础知识、护理专业知识和技能以及与护理工作有关的社会医学、人文知识。

考试涉及的知识包括：

1．护理工作需要的医学基础知识

现代医学的基础知识，包括：人体生命过程；解剖、生理、病理与病理生理、药理、心理、免疫、医学微生物和寄生虫、营养、预防医学等知识。

2．护理专业知识和技能

护理工作中所需要的临床知识和技能，是考试的主要部分。包括：基础护理技能，疾病的临床表现、治疗原则，健康评估，护理程序及护理专业技术，健康教育以及适量的中医护理基础知识和技能。

3．护理相关的社会人文知识

包括：法律法规与护理管理、护理伦理、人际沟通知识。

上述知识模块中，基础护理、法律法规与护理管理、护理伦理、人际沟通四个模块的考查内容见（五），其他与临床疾病高度相关的知识模块将以各类常见疾病为背景进行考查。例如，结合"心律失常"，考查考生运用相关医学基础知识、疾病临床表现、治疗原则、健康评估、护理程序及护理专业技术、健康教育等知识和技能来完成临床任务的能力。

（四）考试涉及的各类常见疾病

是指在临床工作初期的护士，护理的患者疾病的种类。其主要分类依据是国际疾病分类第十版（ICD-10）。这些类型的疾病在试卷中出现的频率与临床实际工作中各类疾病的发病率有关。在考查医学基础知识、护理专业知识和技能时，这些疾病将作为试题的重要信息出现。

以下所列为可能在考查中出现的疾病：

1．循环系统疾病

包括：心功能不全、心律失常、先天性心脏病、高血压病、冠状动脉粥样硬化性心脏病、心脏瓣膜病、感染性心内膜炎、心肌疾病、心包疾病、周围血管疾病、下肢静脉曲张、血栓闭塞性脉管炎、心脏骤停。

2. 消化系统疾病

包括：口炎、慢性胃炎、消化性溃疡、溃疡性结肠炎、小儿腹泻、肠梗阻（含肠套叠、肠扭转、肠粘连等）、急性阑尾炎、腹外疝、痔、肛瘘、直肠肛管周围脓肿、肝硬化（含门静脉高压）、肝脓肿、肝性脑病、胆道感染、胆道蛔虫病、胆石症、急性胰腺炎、消化道出血、慢性便秘、急腹症。

3. 呼吸系统疾病

包括：急性上呼吸道感染（含急性感染性喉炎）、急性支气管炎、肺炎（含成人、小儿，包括毛细支气管炎）、支气管扩张、慢性阻塞性肺疾病、支气管哮喘、慢性肺源性心脏病、血气胸（含自发性气胸）、呼吸衰竭（含急、慢性）、急性呼吸窘迫综合征。

4. 传染性疾病

包括：麻疹、水痘、流行性腮腺炎、病毒性肝炎、艾滋病、流行性乙型脑炎、猩红热、细菌性痢疾、流行性脑脊髓膜炎、结核病（含肺、骨、肾、肠结核、结核性脑膜炎）。

5. 皮肤和皮下组织疾病

包括：疖、痈、急性蜂窝织炎、手部急性化脓性感染、急性淋巴管炎和淋巴结炎。

6. 妊娠、分娩和产褥期疾病

包括：正常分娩、正常产褥、自然流产、早产、过期妊娠、妊娠期高血压疾病、异位妊娠、胎盘早剥、前置胎盘、羊水量异常、多胎和巨大胎儿、胎儿窘迫、胎膜早破、妊娠合并疾病、产力异常、产道异常、胎位异常、产后出血、羊水栓塞、子宫破裂、产褥感染、晚期产后出血。

7. 起源于围生期的疾病和状态，新生儿与新生儿疾病

包括：正常新生儿、早产儿、新生儿窒息、新生儿缺氧缺血性脑病、新生儿颅内出血、新生儿黄疸、新生儿寒冷损伤综合征、新生儿脐炎、新生儿低血糖、新生儿低钙血症。

8. 泌尿生殖系统疾病

包括：肾小球肾炎（含急性、慢性）、肾病综合征、肾衰竭（含急性、慢性）、尿石症（含肾、输尿管、膀胱结石）、泌尿系损伤（含肾、膀胱、尿道损伤）、尿路感染（肾盂肾炎、膀胱炎）、良性前列腺增生、外阴炎、阴道炎、宫颈炎、盆腔炎、功能失调性子宫出血、痛经、围绝经期综合征、子宫内膜异位症、子宫脱垂、急性乳腺炎。

9. 精神障碍

包括：精神分裂症、抑郁症、焦虑症、强迫症、癔症、睡眠障碍、阿茨海默症。

10. 损伤、中毒

包括：创伤、烧伤（含化学烧伤）、中暑、淹溺、小儿气管异物、肋骨骨折、四肢骨折、骨盆骨折、颅骨骨折、破伤风、咬伤（含毒蛇、犬）、腹部损伤、食物中毒、一氧化碳中毒、有机磷中毒、镇静催眠药中毒、酒精中毒。

11. 肌肉骨骼系统和结缔组织疾病

包括：腰腿痛和颈肩痛、骨和关节化脓性感染、脊柱与脊髓损伤、关节脱位、风湿热、类风湿关节炎、系统性红斑狼疮、骨质疏松症。

12. 肿瘤

包括：原发性支气管肺癌、食管癌、胃癌、原发性肝癌、胰腺癌、大肠癌、肾癌、膀胱癌、乳腺癌、子宫肌瘤、宫颈癌、子宫内膜癌、卵巢癌、绒毛膜癌、葡萄胎及侵蚀性葡萄胎、白血病、骨肉瘤、颅内肿瘤。

13. 血液、造血器官及免疫疾病

包括：缺铁性贫血、巨幼细胞贫血、再生障碍性贫血、血友病、特发性血小板减少性紫癜、过敏性紫癜、弥散性血管内凝血(DIC)。

14. 内分泌、营养及代谢疾病

包括：单纯性甲状腺肿、甲状腺功能亢进症、甲状腺功能减退症、库欣综合征、糖尿病(含成人、儿童)、痛风、营养不良/蛋白质热量摄入不足、维生素 D 缺乏性佝偻病、维生素 D 缺乏性手足搐搦症。

15. 神经系统疾病

包括：颅内压增高、急性脑疝、头皮损伤、脑损伤、脑栓塞、脑梗塞、脑出血、蛛网膜下腔出血、短暂性脑缺血(TIA)、三叉神经痛、急性脱髓鞘性多发性神经炎、帕金森病、癫痫、化脓性脑膜炎、病毒性脑膜脑炎、小儿惊厥。

16. 影响健康状态和保健机构接触因素，生命发展保健

包括：计划生育、孕期保健、生长发育、小儿保健、青春期保健、妇女保健、老年保健。

(五) 其他知识模块

基础护理、人际沟通、法律法规与护理管理以及伦理的考查内容如下：

大纲一级	大纲二级
基础护理和技能	护士的素质和行为规范。 护理程序。 医院和住院环境。 医院感染的预防和控制。 入院和出院患者的护理。 卧位和安全的护理。 患者的清洁护理。 生命体征的评估。 患者饮食的护理。 冷热疗法。 排泄护理。 药物疗法和过敏试验。 静脉输液和输血。 标本采集。 病情观察和危重患者的抢救。 临终患者的护理。 医疗和护理文件的书写与处理。
法律法规与护理管理	与护士执业相关的法律法规：护士条例、护士注册管理办法、传染病防治法、侵权责任法、医疗事故处理条例、献血法等。 医院护理管理的组织原则临床护理工作组织结构。 医院常用的护理质量标准。 医院护理质量缺陷及管理。
护理伦理	护士执业中的伦理和行为准则。 护士的权利和义务。 患者的权利：隐私权、知情权、公平权。

（续表）

大纲一级	大纲二级
人际沟通	人际沟通的基本理论与技术。 护理工作的人际关系沟通。 护理实践工作的沟通方法。

三、科目划分

护士执业资格考试包括专业实务和实践能力 2 个科目。专业实务科目考查内容：运用与护理工作相关的知识，有效而安全地完成护理工作的能力。考试内容涉及与健康和疾病相关的医学知识，基础护理和技能，以及与护理相关的社会人文知识的临床运用能力等。实践能力科目考查内容：运用护理专业知识和技能完成护理任务的能力。考试内容涉及疾病的临床表现、治疗原则、健康评估、护理程序及护理专业技术、健康教育等知识的临床运用等。

四、题型说明及样例

护士执业资格考试全部采用选择题。所有试题均由 1 个题干和 5 个选项组成，5 个选项中只有 1 个为正确答案，其余均为干扰答案。干扰答案可以部分正确或完全不正确，考生在回答本题型时需对选项进行比较，找出最佳的或最恰当的选项。考试采用 A_1、A_2、A_3/A_4 型试题，各类试题题型说明与样例如下：

(一) A_1 型题（单句型最佳选择题）

A_1 型题以简明扼要的提出问题为特点，考查考生对单个知识点的掌握情况。

A_1 型试题样题：

1. 腰椎穿刺后，患者应去枕平卧的时间为

A. 1～2 h

B. 3～4 h

C. 4～6 h

D. 10～12 h

E. 24 h

(二) A_2 型题（病历摘要型最佳选择题）

A_2 型题以叙述一段简要病历为特点，考查考生的分析判断能力。

A_2 型试题样题：

2. 患者，男性，30 岁。30 min 前因汽车撞伤头部发生颅前窝骨折入院，采取保守治疗。对此患者的护理措施不正确的是

A. 床头抬高 15～20°

B. 抗生素溶液冲洗鼻腔

C. 禁忌堵塞鼻腔

D. 禁止腰椎穿刺

E. 保持外耳道、口腔、鼻腔的清洁

（三）A₃型题（病历组型最佳选择题）

A₃型题以叙述一个以患者为中心的临床情景，针对相关情景提出测试要点不同的、2～3个相互独立的问题。

A₃型试题样题：

（3～5题共用题干）

患者，男性，40岁。饱餐后出现上腹部剧痛3 h，伴恶心、呕吐就诊。初步体格检查：神智清楚，腹部平，全腹明显压痛，呈板样强直，肠鸣音消失。

3. 分诊护士应首先判断该患者最可能为

A. 急腹症，怀疑胰腺炎　　　　　　　　B. 癔症

C. 消化道感染，怀疑伤寒　　　　　　　D. 中枢神经疾病，怀疑脑疝

E. 外伤，怀疑盆腔骨折

4. 分诊护士最恰当的处理是

A. 优先普通外科急诊　　　　　　　　　B. 优先神经外科急诊

C. 急诊按序就诊　　　　　　　　　　　D. 回家继续观察

E. 进一步询问病史

5. 肠鸣音消失的原因最可能是

A. 肠穿孔　　　　　　　　　　　　　　B. 肠血运障碍

C. 机械性肠梗阻　　　　　　　　　　　D. 剧痛而不敢腹式呼吸

E. 炎症刺激而致肠麻痹

（四）A₄型题（病历串型最佳选择题）

A₄型题以叙述一个以单一患者或家庭为中心的临床情景，拟出4～6个相互独立的问题，问题可随病情的发展逐步增加部分新信息，以考查临床综合能力。

A₄型试题样题：

（6～9题共用题干）

患者，男性，63岁。确诊慢性阻塞性肺病近10年，因呼吸困难一直需要家人护理和照顾起居。今晨起大便时突然气急显著加重，伴胸痛，送来急诊。

6. 采集病史时应特别注意询问

A. 胸痛部位、性质和伴随症状　　　　　B. 冠心病、心绞痛病史

C. 吸烟史　　　　　　　　　　　　　　D. 近期胸部X线检查情况

E. 近期服药史如支气管舒张剂、抗生素等

7. 体检重点应是

A. 肺下界位置及肺下界移动度　　　　　B. 肺部啰音

C. 病理性支气管呼吸音　　　　　　　　D. 胸部叩诊音及呼吸音的双侧比较

E. 颈动脉充盈

8. 确诊最有价值的辅助检查是

A. B型超声显像　　　　　　　　　　　B. 心电图

C. X线透视或摄片　　　　　　　　　　D. MRIE核素肺扫描

9. 假设信息：经检查确诊肺气肿并发左侧自发性气胸，其治疗拟选择胸腔插管水封瓶引流。护士应向患者解释，引流的主要目的是

A. 维护已经严重受损的肺功能，防止呼吸衰竭

B. 缩短住院时间

C. 防止形成慢性气胸

D. 防止胸腔继发感染

E. 防止循环系统受扰和引起并发症